Apurva Nampalle
Rucha Bhise Patil
Amil Joshi

Apneia Obstrutiva do Sono Pediátrica

Apurva Nampalle
Rucha Bhise Patil
Amil Joshi

Apneia Obstrutiva do Sono Pediátrica

Imprint

Any brand names and product names mentioned in this book are subject to trademark, brand or patent protection and are trademarks or registered trademarks of their respective holders. The use of brand names, product names, common names, trade names, product descriptions etc. even without a particular marking in this work is in no way to be construed to mean that such names may be regarded as unrestricted in respect of trademark and brand protection legislation and could thus be used by anyone.

Cover image: www.ingimage.com

This book is a translation from the original published under ISBN 978-620-7-81090-1.

Publisher:
Sciencia Scripts
is a trademark of
Dodo Books Indian Ocean Ltd. and OmniScriptum S.R.L publishing group

120 High Road, East Finchley, London, N2 9ED, United Kingdom
Str. Armeneasca 28/1, office 1, Chisinau MD-2012, Republic of Moldova, Europe
Printed at: see last page
ISBN: 978-620-7-90122-7

ÍNDICE

CAPÍTULO 1
INTRODUÇÃO

O sono é um importante impulso fisiológico. É um fenómeno universal que se caracteriza por um estado reversível de falta de resposta parcial e de desvinculação do ambiente.[1] É fundamental para a saúde, o desenvolvimento e o funcionamento quotidiano da criança.[2] Os indivíduos saudáveis passam cerca de um terço da sua vida a dormir, e um sono adequado é um indicador vital da saúde e do funcionamento geral do corpo. [3]

Os bebés e as crianças pequenas passam a maior parte do tempo a dormir, o que sugere que o sono é importante para o desenvolvimento do cérebro e do corpo. Aos 3 anos de idade, a criança passa mais tempo a dormir do que em todas as actividades de vigília combinadas.[4] O sono é um processo fisiológico ativo e cíclico que tem um impacto crítico na saúde. As suas funções são numerosas e incluem o crescimento, o desenvolvimento, a aprendizagem, a memória, a eficiência sináptica, a regulação do comportamento, a emoção, o reforço imunitário e o tempo de limpeza de substâncias neurotóxicas.[5]

A incidência de Distúrbios Respiratórios do Sono (DRS) está a aumentar nas crianças. Os distúrbios respiratórios relacionados com o sono ou distúrbios respiratórios do sono são caracterizados por uma respiração anormal durante o sono. É causada por alterações neurofisiológicas que ocorrem durante o sono devido a variações no tónus muscular das paredes da faringe; estas alterações no tónus, em associação com desvios anatómicos, são mais frequentemente induzidas pela hiperplasia das amígdalas e adenóides, levando a distúrbios respiratórios durante o sono.[6]

As perturbações dos DRS são agrupadas em apneia obstrutiva do sono (AOS), apneia central do sono, hipoventilação relacionada com o sono e perturbação da hipoxemia relacionada com o sono.[7]

A apneia do sono é definida como a paragem do fluxo de ar no nariz e na boca durante pelo menos dez segundos. Apneia em grego significa sem respiração.[8] A apneia é a cessação do fluxo de ar durante pelo menos 10 segundos com queda da saturação de oxigénio, enquanto a apneia do sono é a cessação intermitente do fluxo de ar no nariz e na boca durante o sono.[9] A apneia do sono é também, indiscutivelmente, a perturbação mais importante do sono, uma vez que é a única perturbação do sono que a maioria dos médicos do sono passa a maior parte do seu tempo a diagnosticar e a tratar e tem consequências graves para o indivíduo afetado e também para a sociedade.

Os três tipos de apneia do sono, de acordo com o nível de obstrução, são: apneia obstrutiva do sono, apneia central do sono e síndrome da apneia complexa do sono. O mais comum destes três tipos é a apneia obstrutiva do sono nas crianças.

A apneia obstrutiva do sono (AOS) é caracterizada por episódios de colapso total ou parcial das vias respiratórias com uma diminuição associada da saturação de oxigénio ou despertar do sono.[10] A AOS associada a sonolência diurna excessiva é denominada Síndrome da Apneia Obstrutiva do Sono (SAOS). Segundo a American thoracic society, a SAOS é uma perturbação da respiração durante o sono caracterizada por uma obstrução parcial prolongada das vias aéreas superiores e/ou por uma obstrução completa intermitente. A SAOS é amplamente classificada em 3 tipos: central, obstrutiva e mista e pode ser classificada como ligeira, moderada e grave.

Embora seja mais comum que uma criança apresente sintomas ligeiros de apneia do sono, a apneia do sono infantil não tratada pode ser perigosa e levar a complicações como dificuldades de crescimento e desenvolvimento, perda de controlo da bexiga (enurese), doença cardiopulmonar (problemas cardíacos e pulmonares), etc. A manifestação de várias doenças sistémicas surge na cavidade oral e o mesmo se aplica à AOS. Os distúrbios do sono têm as seguintes manifestações orais: gengivite, periodontite, boca seca, halitose, infecções frequentes da garganta, etc.[11] A AOS não tratada também tem demonstrado levar à retrusão dos maxilares e/ou mandíbulas, aumento da incidência de mordidas cruzadas posteriores, respiração bucal e mordida aberta.

"O sono é como a corrente dourada que une o nosso corpo e a nossa mente."

Nem todo o ressonar é AOS e, sendo os odontopediatras, um dos primeiros profissionais de saúde a entrar em contacto com as crianças e os seus pais, devemos ser capazes de diagnosticar corretamente os sinais e sintomas da AOS para ajudar a tratá-los.

CAPÍTULO 2

HISTÓRIA

W. H. Broadbent, um médico do St. Mary's Hospital em Londres, foi um dos primeiros a descrever o que hoje designamos por "apneia obstrutiva do sono" no ano de 1968, quando observou padrões de respiração perturbados em vários doentes.

Em 1976, Christian Guilleminault e William Dement, de Stanford, foram os primeiros a descrever a AOS pediátrica após a avaliação de uma população de 312 crianças com perturbações respiratórias do sono.

David Gozal foi um dos primeiros a apresentar fortes provas de que a AOS afecta o desempenho académico das crianças, em 1982. Enquanto trabalhava na Universidade de Tulane e criava um laboratório do sono para crianças, avaliou 297 alunos do primeiro ano do ensino básico relativamente à apneia do sono e observou que 54 crianças tinham AOS e outras 62 ressonavam alto.

Em 1984, Gozal levou mais longe a sua hipótese de a AOS afetar o desempenho escolar, quando ele e Dennis Pope examinaram as bases de dados informatizadas das escolas de Jefferson County, no Kentucky. Encontraram 1000 adolescentes de 13 e 14 anos cujo desempenho escolar era significativamente inferior ao dos seus pares e seleccionaram um grupo de adolescentes com sexo, idade, origem étnica, escola frequentada e rua de residência semelhantes, mas cujas notas escolares eram elevadas.

Ron Chervin, da Universidade de Michigan, foi um dos primeiros a demonstrar que a apneia obstrutiva do sono está associada à perturbação do défice de atenção em crianças, em 2002. Ele determinou isso através da administração de questionários extensivos sobre distúrbios respiratórios do sono, desatenção e hiperatividade a mais de 800 crianças que estavam a ser avaliadas em clínicas pediátricas gerais. Este estudo mostrou que a desatenção e a hiperatividade estavam associadas a um aumento da sonolência diurna e a medidas de perturbação respiratória do sono, especificamente o ressonar, especialmente em rapazes com menos de oito anos de idade.[12] Em 2005, Ron Chervin estudou um grupo de crianças dos 3 aos 8 anos, sugerindo que a AOS conduz a um comportamento hiperativo na população pediátrica. Neste estudo, os pais de mais de 200 crianças foram inquiridos sobre os distúrbios respiratórios do sono e a hiperatividade, inicialmente e quatro anos mais tarde. Os resultados deste estudo mostraram que o ressonar e outras características dos distúrbios respiratórios do sono são fortes factores de risco para o aparecimento de comportamento hiperativo quatro anos mais tarde. A AOS é atualmente reconhecida como uma doença comum, importante e tratável nas crianças.[13]

Em 2002, quase três décadas depois de Guilleminault e Dement terem publicado pela primeira vez casos pediátricos de AOS, a Academia Americana de Pediatria publicou uma diretriz que afirma que todas as crianças que ressonam regularmente devem ser submetidas a PSG para avaliação da AOS.

A AOS é atualmente uma doença reconhecida tanto pelos doentes como pelos médicos. É interessante que uma doença tão óbvia tenha sido ignorada durante tantos anos, mas graças aos esforços diligentes de muitos médicos e investigadores dedicados à medicina do sono, a AOS é agora reconhecida como uma doença importante com consequências graves que pode ser tratada ou curada com sucesso.

CAPÍTULO 3

PREVALÊNCIA

A AOS pediátrica não era amplamente reconhecida ou estudada até há relativamente pouco tempo. Ao longo das últimas décadas, tem havido uma crescente consciencialização da prevalência da AOS em crianças e tornou-se amplamente reconhecida como uma causa provável de morbilidade significativa entre as crianças. Muitas das características clínicas da AOS pediátrica e os factores determinantes da sua epidemiologia diferem dos da AOS dos adultos.

A apneia   obstrutiva do sono (SAOS) em crianças é de particular relevância clínica devido à sua elevada taxa de incidência. Estima-se que a prevalência da SAOS e de outros distúrbios respiratórios relacionados com o sono nas crianças seja de 1-5,8%[14,15,17] através de inquéritos de diagnóstico definitivo utilizando indicadores objectivos como a PSG ou a oximetria de pulso e de 4-11% com base em inquéritos por questionário aos pais.[15,16]

A frequência da sonolência diurna em crianças com SAOS é muito variável, oscilando entre cerca de 10% e 50%[15] dependendo dos métodos de inquérito, e não se chegou a um consenso sobre se a SAOS é uma causa importante de sonolência nas crianças.

3.1. Prevalência global

3.1.1. Japão

Em 2010, foram recrutadas aleatoriamente crianças de 13 escolas primárias na China. Os pais preencheram um questionário validado de rastreio da AOS. As crianças com elevado risco de AOS e um grupo de baixo risco escolhido aleatoriamente foram convidados a efetuar um estudo polissonográfico noturno e um exame clínico. Foram devolvidos 6447 questionários preenchidos (de um total de 9172 questionários; 70,3%). 586 crianças (9,1%; 405 rapazes e

7

181 raparigas) pertenciam ao grupo de alto risco. Um total de 619 (410 e 209 do grupo de alto e baixo risco, respetivamente) indivíduos foram submetidos a PSG nocturna. Dependendo dos pontos de corte, a taxa de prevalência da SAOS infantil variou de 4,8% a 40,3%.[16]

3.1.2. China

Em 2018, foi realizado um inquérito por questionário a 25 211 crianças com idades compreendidas entre os 6 e os 15 anos (média de 10,39) que frequentavam 148 escolas primárias e 71 escolas secundárias em 10 províncias do Japão e aos respectivos pais. As perguntas diziam respeito a 4 itens de hábitos de sono (hora de deitar, latência do início do sono, hora de acordar após o início do sono, hora de acordar) e 4 itens de distúrbios do sono (ressonar alto, roncos/gases, pausas respiratórias, parece muito sonolento durante o dia). O tempo total de sono (TST) foi calculado com base nos hábitos de sono. A possível AOS grave (AOSp) foi definida como tendo ronco alto, roncos e estertores, ou pausas respiratórias "frequentemente" ($\geq$ 5 vezes por semana), e a AOSp ligeira foi classificada como tendo qualquer um destes "por vezes" (2-4 vezes por semana). A sonolência diurna grave foi definida como parecer muito sonolento "frequentemente" e a sonolência diurna ligeira como parecer muito sonolento "às vezes". A prevalência média de p-OSA ligeira a grave e p-OSA grave em crianças de todos os níveis de ensino foi de 9,5% e 1,6%, respetivamente.[17]

3.1.3. Arábia Saudita

Num estudo transversal, foram distribuídos 1600 questionários a rapazes e raparigas sauditas com idades entre os 6 e os 12 anos de 16 escolas primárias em Riade em 2019. O questionário abrangia características demográficas e pessoais relevantes, presença de doenças respiratórias e sintomas orofaciais, e o Questionário Pediátrico do Sono. Este último foi utilizado para avaliar a prevalência de sintomas de distúrbios respiratórios do sono e foi preenchido pelos pais das crianças participantes. No total, foram devolvidos 1350 questionários preenchidos (taxa de resposta de 85%). A prevalência de apneia obstrutiva do sono foi de 3,4%.[18]

3.2. Prevalência na Índia

3.2.1. Bhopal

Um estudo epidemiológico transversal de base escolar foi realizado de julho de 2015 a novembro de 2015 em três escolas propositadamente seleccionadas de Bhopal, Índia. Foi distribuído a 1820 alunos de três escolas primárias um questionário com informações sobre variáveis sociodemográficas, desempenho escolar, padrão de sono e uma escala pediátrica validada de 22 itens para distúrbios respiratórios relacionados com o sono. Foram recebidos 1520 questionários dos 1820 distribuídos, dos quais 1346 estavam completos e foram analisados. A prevalência de AOS entre as crianças do nosso estudo foi de 9,6%.[19]

3.2.2. Kurnool

46 crianças obesas ou com excesso de peso, com idades compreendidas entre os 3 e os 15 anos, com suspeita de apneia do sono, foram submetidas a vigorosos exames físicos e clínicos no Viswabharathi Medical College, Kurnool, Andra Pradesh, Índia, em 2016. Foram registados dados demográficos, para além de pormenores como o padrão de sono, os sintomas e o ressonar, a rotina diária, os antecedentes de saúde, etc., com referência ao Questionário Pediátrico do Sono (PSQ). Todas as crianças foram submetidas a testes de PSG, Índice de Apneia-Hipopneia (IAH), saturação de oxigénio, níveis de dessaturação e eficiência do sono. A apneia obstrutiva do sono foi observada em 18 (39,1%) doentes, com 9 doentes cada um a apresentar AOS ligeira e AOS moderada a grave.[20]

3.2.3. Dehradun

Foi realizado um estudo em Dehradun, Uttarakhand, em 2017, para avaliar a prevalência de perturbações do sono em crianças com idades compreendidas entre os 4 e os 9 anos, utilizando a versão hindi do PSQ. Este estudo teve duas partes: em primeiro lugar, a tradução e validação do PSQ para a língua hindi e, em segundo lugar, a avaliação da prevalência de perturbações do sono utilizando a versão hindi do PSQ. O PSQ hindi foi distribuído em escolas primárias escolhidas aleatoriamente numa -zona semi-urbana-. Os pais pediram às crianças que os preenchessem. Quando os questionários foram devolvidos, as respostas foram analisadas. No total, 435 crianças foram incluídas no estudo de campo, com uma idade média de 6,3 anos. A apneia obstrutiva do sono foi registada em 7,5% das crianças.[21]

3.2.4. Calcutá

Foi realizado um estudo transversal no Departamento de Pedodontia do Guru Nanak Institute of Dental Sciences and Research, Calcutá, Bengala Ocidental, em 2019, onde os participantes foram seleccionados por um método de amostragem aleatória simples. Foi selecionada uma amostra de 120 crianças com idades compreendidas entre os 2 e os 14 anos, cujos pais foram convidados a preencher o PSQ. A prevalência foi de 1,4%.[22]

3.2.5. Bangalore

Em 2021, em Bangalore, crianças de 1 mês a 18 anos, atendidas em uma clínica pediátrica exclusiva do sono, foram avaliadas por meio de questionários padronizados. As crianças foram submetidas a treinamento do sono, foram tratadas clinicamente ou submetidas a PSG com base na decisão do pneumologista pediátrico. A PSG de nível 1 foi realizada por pessoal treinado. Das 186 crianças, 24,7% suspeitavam de apneia obstrutiva do sono.[23]

O impacto da AOS na saúde pública é atualmente enorme nos países em desenvolvimento, como a Índia, devido ao aumento da urbanização, bem como à modificação do estilo de vida e à sua potencial contribuição para o aumento das taxas de doenças cardiovasculares e obesidade.[24] As crianças com sonolência diurna grave podem ser rastreadas eficazmente através da utilização de questionários normalizados que foram utilizados em vários estudos a nível mundial ou modificando a língua/média dos questionários de acordo com a população necessária, como se viu num estudo realizado em Dehradun em 2017. Isto pode ajudar no diagnóstico inicial da AOS pediátrica. Para confirmação, podem ser efectuados testes de diagnóstico mais adequados.

Figura 3.1. Prevalência da Apneia Obstrutiva do Sono em crianças na Índia

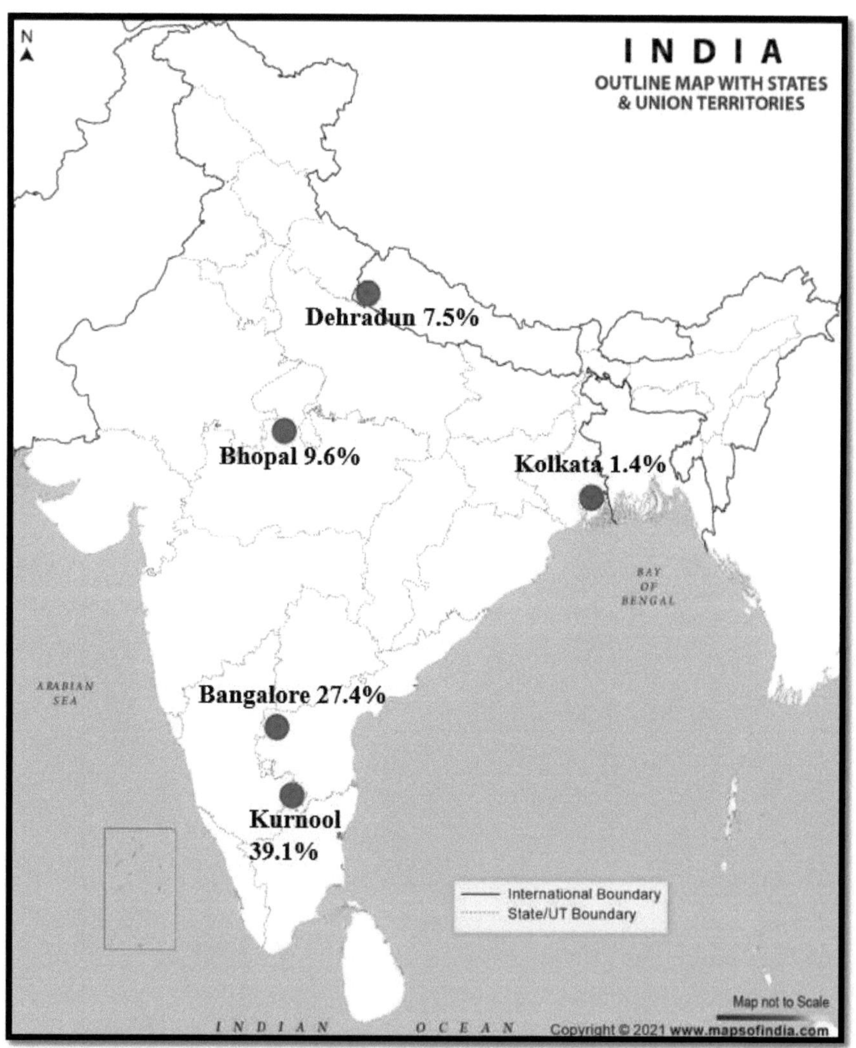

CAPÍTULO 4

FISIOPATOLOGIA

O espetro dos distúrbios respiratórios obstrutivos do sono varia desde o ressonar habitual até à obstrução parcial ou total das vias aéreas, denominada AOS. A caraterística essencial da AOS nas crianças é o aumento da resistência das vias aéreas superiores durante o sono. O estreitamento das vias aéreas pode dever-se a anomalias craniofaciais e/ou hipertrofia dos tecidos moles. Os padrões respiratórios resultantes durante o sono são muito variáveis, mas incluem ciclos obstrutivos, aumento do esforço respiratório, limitação do fluxo, taquipneia e/ou anomalias nas trocas gasosas. [25]

4.1. Papel das amígdalas e adenóides

A hipertrofia adenotonsilar desempenha claramente um papel na patogénese da SAOS infantil. A grande maioria das crianças com SAOS tem amígdalas e adenóides grandes, e melhora após a adenotonsilectomia.[26] Isono e colegas[27] estudaram crianças com AOS durante a anestesia e a paralisia dos músculos esqueléticos e determinaram que o local de encerramento das vias aéreas superiores se situava ao nível das amígdalas e dos adenóides, ao passo que nas crianças normais se situava ao nível do palato mole.

No entanto, a AOS infantil não parece dever-se apenas à hipertrofia adenotonsilar. Vários factos sugerem que uma combinação de anomalias estruturais (como a hipertrofia adenotonsilar) e de anomalias neuromotoras deve estar presente para que a AOS ocorra. O mais óbvio é o facto de os doentes com AOS não obstruírem durante a vigília, quando o tónus dos músculos das vias aéreas superiores está aumentado. Além disso, uma pequena percentagem de crianças com hipertrofia adenotonsilar, mas sem outros factores de risco conhecidos para a AOS, não é curada pela amigdalectomia e adenoidectomia. Além disso, Guilleminault e colegas relataram uma coorte de crianças que foram curadas de sua AOS por adenotonsilectomia, mas desenvolveram uma recorrência durante a adolescência (Guilleminault et al., 1989). Assim, parece que a AOS infantil é um processo dinâmico que resulta de uma combinação de anomalias estruturais e neuromotoras, e não apenas de anomalias estruturais.

O tamanho das amígdalas e adenóides aumenta durante a infância; assim, todas as crianças têm algum grau de hipertrofia adenotonsilar. O tecido linfoide das vias aéreas superiores aumenta de volume desde o nascimento até aproximadamente aos 12 anos de idade,[28] sendo o maior aumento nos primeiros anos de vida. Simultaneamente, há um crescimento gradual no tamanho dos limites esqueléticos da via aérea superior. Assim, entre os 3 e os 6 anos de idade, as amígdalas e adenóides são maiores em relação ao tamanho da via aérea superior subjacente, resultando numa via aérea superior relativamente estreita (Jeans et al., 1981). Este facto coincide com o pico de incidência da AOS na infância. No entanto, tendo em conta as alterações estruturais que ocorrem nas vias aéreas superiores durante a infância, não é assim tão surpreendente que 2% das crianças tenham AOS,[29] mas sim que 98% das crianças não tenham qualquer perturbação da respiração durante o sono.

4.2. Papel do tónus neuromotor das vias aéreas superiores

Embora o impulso ventilatório global pareça ser normal em crianças com AOS, é possível que o aumento central da função neuromotora das vias aéreas superiores seja anormal. Os músculos das vias aéreas superiores são músculos acessórios da respiração e, como tal, são activados por estímulos como a hipoxemia e a hipercapnia.[30] Estudos anteriores demonstraram que, quando a função dos músculos das vias aéreas superiores está diminuída ou ausente, por exemplo, em preparações post mortem (Brouillette e Thach, 1979), as vias aéreas são susceptíveis de colapso. Por outro lado, a estimulação dos músculos das vias aéreas superiores com hipercapnia ou estimulação eléctrica[31] resulta numa diminuição da colapsibilidade. Estes estudos confirmam que a tendência para o colapso das vias aéreas superiores está inversamente relacionada com o nível de atividade dos músculos dilatadores das vias aéreas superiores. Por conseguinte, o aumento do tónus neuromotor das vias aéreas superiores pode ser uma forma de os doentes compensarem uma via aérea superior estreita.

A medição das relações pressão-fluxo das vias aéreas superiores constitui um meio não invasivo de avaliar a função das vias aéreas superiores durante o sono.[32] As relações pressão-fluxo das vias aéreas superiores foram medidas em crianças com AOS associada a hipertrofia adenotonsilar. As medições de pressão-fluxo foram obtidas durante o sono natural e noturno. Os indivíduos respiraram através de uma máscara nasal. O fluxo de ar inspiratório foi medido com um pneumotacómetro. A pressão nasal (PN) foi medida a partir de uma porta da máscara. A PN foi então gradualmente alterada através de uma gama de pressões positivas e negativas (subatmosféricas), utilizando máquinas de pressão positiva contínua nas vias respiratórias (CPAP), uma das quais tinha sido modificada para fornecer pressão subatmosférica. As curvas de pressão-fluxo foram construídas traçando o fluxo de ar inspiratório máximo (V: Imax) de respirações com fluxo limitado contra PN. Apenas foram utilizadas respirações com fluxo limitado porque, na condição de fluxo limitado, o V: Imax é determinado apenas pelas propriedades das vias aéreas superiores e é independente da pressão a jusante do locus colapsável das vias aéreas superiores (Smith et al., 1988). As curvas PN versus V: foram ajustadas por regressão linear de mínimos quadrados. A pressão crítica das vias aéreas (Pcrit) foi definida como a interceção no eixo X da linha de regressão (V: Imax=0), ou seja, a PN em que o fluxo era nulo. Verificou-se que as crianças com SAOS tinham valores de Pcrit na gama positiva, semelhantes aos dos adultos com SAOS (193 nas crianças vs. 392 cm H2O nos adultos, NS) (Gleadhill et al., 1991). Em contraste, o grupo de controlo de roncadores primários com a mesma idade tinha valores de Pcrit marcadamente subatmosféricos, que eram inferiores aos observados em adultos com ronco primário. Isso indica que as crianças que roncam têm uma via aérea superior menos colapsável do que os adultos que roncam.[33]

4.3. Papel do sistema nervoso central

Pensa-se que os adultos com AOS têm um impulso ventilatório diminuído durante a vigília.[34] Esses estudos não diferenciaram se a diminuição do impulso era devida a alterações na entrada dos quimiorreceptores ou no débito motor. A diminuição do impulso ventilatório central global em doentes adultos é provavelmente secundária a hipoxemia nocturna e hipercapnia de longa duração, em vez de ser uma causa primária da AOS, uma vez que o tratamento da AOS resulta na normalização do impulso ventilatório.[35] Um fator de confusão em muitos dos estudos com adultos foi a presença de obesidade e/ou doença pulmonar. Os estudos de crianças com AOS demonstraram respostas ventilatórias hipóxicas e hipercápnicas normais durante a vigília e o sono. Esta diferença entre crianças e adultos pode ser devida à remoção dos factores de confusão: nenhuma das crianças estudadas tinha doença pulmonar e a maioria tinha peso normal. Outra razão para a diferença entre crianças e adultos pode ser a menor duração do processo da doença nas crianças. Embora as crianças com AOS não apresentem uma diminuição global do seu impulso ventilatório, podem estar presentes anomalias subtis. Gozal et al., em 1995, realizaram desafios hipercápnicos repetitivos em crianças com AOS logo após o despertar pela manhã e encontraram respostas diminuídas nos indivíduos com AOS, que melhoraram no final do dia.

4.4. Papel da excitação

Em geral, as crianças têm um limiar de excitação mais elevado do que os adultos; quanto mais jovem for a criança, mais elevado é o limiar de excitação. Este facto foi demonstrado com estímulos não respiratórios (acústicos) e respiratórios. No entanto, as alterações relacionadas com a idade no limiar de excitação não são a única razão para a falta de excitação em doentes pediátricos com AOS. Estudos demonstraram que as crianças com AOS também apresentam um défice de excitação específico em resposta a estímulos respiratórios. Este facto foi demonstrado utilizando tanto a hipercapnia como a carga resistiva inspiratória. A resposta de excitação à hipercapnia e hipoxemia exógenas foi estudada em crianças pré-púberes em idade escolar com AOS, em comparação com os controlos (Marcus et al., 1998b). Verificou-se que a hipoxemia (SaO2 de 75%) era um estímulo fraco para o despertar, tanto em crianças com AOS como em controlos normais. A hipercapnia provocou o despertar em todos os indivíduos. No entanto, os doentes com AOS despertaram com uma PCO2 mais elevada do que os controlos. Os indivíduos com o índice de apneia mais elevado apresentaram o limiar de despertar mais elevado. O limiar de despertar hipercápnico diminuiu após o tratamento, sugerindo que o limiar de despertar diminuído era secundário à hipercapnia nocturna crónica. Curiosamente, a hipercapnia hipóxica foi um estímulo potente para o despertar nesta configuração experimental, apesar do facto de as crianças com AOS terem frequentemente apneias obstrutivas associadas à hipercapnia hipóxica e, no entanto, não apresentarem despertares corticais.

Embora os despertares corticais relacionados com a apneia, demonstrados no EEG, sejam menos comuns nas crianças do que nos adultos, os despertares subcorticais, demonstrados pelo movimento (Praud et al., 1989; Mograss et al., 1994) ou por alterações autonómicas (Aljadeff et al., 1997), ocorrem frequentemente. Estes despertares subcorticais provavelmente não causam sonolência diurna. No entanto, não se sabe se podem ter outras consequências a nível do desenvolvimento neurológico. Os despertares subcorticais podem contribuir para a hipertensão em crianças com AOS.

CAPÍTULO 5

IMPORTÂNCIA DO TRATAMENTO DA APNEIA OBSTRUTIVA DO SONO

A apneia do sono divide-se em categorias separadas com base em duas causas: central ou obstrutiva.

A apneia central do sono (ACS) é definida pela cessação do fluxo de ar sem esforço respiratório.[1] Esta condição contrasta com a AOS, em que o esforço respiratório contínuo está presente durante os eventos respiratórios.[36]

A AOS, que representa 95% da apneia do sono diagnosticada, deve-se ao colapso total ou parcial da via aérea superior, resultando em despertar do sono ou numa dessaturação de oxigénio de 3% ou mais. Tudo o que possa diminuir o diâmetro ou a integridade das vias aéreas pode contribuir para a AOS, incluindo problemas anatómicos, genéticos ou neuromusculares.[37]

A AOS não tratada pode provocar sonolência diurna, perturbações neurocomportamentais, cognitivas e funcionais e afetar negativamente a aprendizagem, o desempenho escolar e a qualidade de vida.[38]

Os pais referem frequentemente uma história de ressonar, respiração bucal, apneias testemunhadas, despertares noturnos frequentes e enurese nocturna secundária. Um estudo de Pacheco et al. verificou que cerca de 50% da população de respiradores orais, com idades compreendidas entre os 6 e os 12 anos, eram respiradores orais por hábito.[39] Estima-se que o ronco durante o sono ocorra entre 8% e 27% das crianças, sendo que 2% delas apresentam AOS.[40] Numa análise efectuada por Chen at al em 2020, foi revelado que a AOS mais grave estava associada a uma maior probabilidade de enurese nocturna nas 196 crianças com idade inferior a 5 anos. [41]

As crianças com AOS têm o sono perturbado, o que pode levar a problemas de comportamento, incluindo hiperatividade, irritabilidade ou mesmo agressividade.[42] A investigação demonstrou que as crianças com DRS, em particular com AOS, apresentam sintomas de PHDA com mais frequência do que aquelas sem sintomas de DRS.[43] Wu et al. em 2017 investigaram a relação entre rinite alérgica, TDAH, AOS e idade. O TDAH foi significativamente mais comum em crianças de quatro a cinco anos de idade com hipertrofia adenoideana grave em comparação com aquelas sem hipertrofia adenoideana.[44]

Ao exame físico, os doentes podem parecer cansados ou fatigados ou podem apresentar um estado hiperativo. O exame pode revelar "tíbias alérgicas", mucosa nasal inchada, micrognatia, macroglossia, palato alto e arqueado, fácies adenoideia ou amígdalas hipertrofiadas. Para além disso, é frequente observar-se um discurso hiponasal e congestão nasal.

Um fator de risco crescente para a AOS pediátrica é a obesidade infantil. A AOS é altamente prevalente na obesidade pediátrica. Afecta 13 a 59% das crianças obesas.[45] A AOS no contexto da obesidade pode aumentar de forma independente ou sinérgica a carga cardiovascular e metabólica subjacente. Este facto é importante, uma vez que o reconhecimento e o tratamento precoces da AOS em crianças obesas podem resultar na redução da carga cardiometabólica dessas crianças.[46]

As anomalias craniofaciais, determinadas síndromes e acontecimentos na infância também podem implicar um risco acrescido de AOS. As pessoas com perturbações neuromusculares, Síndrome de Down e perturbações craniofaciais têm um risco acrescido de AOS. A prevalência da SAOS varia entre 3 e 17% da população em geral (mas pode atingir 85-93% em indivíduos com síndrome de Down).[47]

Além disso, as crianças com história de prematuridade têm um risco acrescido de AOS, mesmo sem a presença de outros factores de risco.[48] Jaleel et al, em 2021, concluíram que a prematuridade estava associada a uma probabilidade 2,97 vezes maior de desenvolvimento de AOS grave, aumento do IAH, bem como aumento do número de intervenções cirúrgicas para AOS em comparação com crianças nascidas a termo num estudo realizado em 615 pacientes pediátricos com idades entre 0 e 18 anos que apresentavam DRS e que foram revistos quanto à idade gestacional, achados polissonográficos, características clínicas e intervenções cirúrgicas para AOS.[49]

CAPÍTULO 6

SINTOMAS EM CRIANÇAS

As características da AOS do adulto não podem ser extrapoladas para as crianças devido à alteração da fisiologia e da anatomia da criança. As crianças podem apresentar-se de formas que muitas vezes diferem da apresentação clássica da AOS do adulto.[50] Não existe um único sintoma clínico que aponte para a AOS pediátrica, mas sim uma miríade de combinações que podem ser classificadas como AOS.

Existem grandes diferenças na fisiologia respiratória e do sono, bem como nos sintomas da AOS e nas opções de tratamento entre crianças e adultos. Muitos profissionais não se apercebem destas diferenças, o que resulta em atrasos no diagnóstico e tratamento da AOS em crianças. [51]

A região faríngea possui um complexo sistema de musculatura que está intimamente relacionado a muitos comportamentos diferentes e sofisticados, como a fala, a deglutição e a respiração.[52] Os músculos desta região não actuam de forma independente, mas trabalham em conjunto para atingir o equilíbrio; caso contrário, a permeabilidade da via aérea superior seria posta em causa. Qualquer alteração na função e/ou no padrão de ativação e/ou na capacidade de produção de força da via aérea superior irá interagir com a sua estabilidade e, consequentemente, promover a instabilidade. A língua, um hidrostato muscular da cavidade oral, desempenha um papel importante na sucção, mastigação, deglutição e respiração.[53] A língua funciona como um músculo dilatador e a sua contração representa a força dilatadora adaptativa que contrabalança as forças de colapso e estabiliza a via aérea. Qualquer alteração no padrão de ativação da língua para produzir força irá interagir com a estabilidade da via aérea superior e, por conseguinte, desestabilizar a sua permeabilidade. [54]

As mudanças na posição do corpo afectaram significativamente a pressão máxima da língua durante a respiração oral.[55] As alterações na posição do osso hioide produzidas por mudanças no modo de respiração e na posição do corpo parecem desempenhar um papel crítico na determinação da pressão da língua. Algumas fibras do genioglosso correm perpendicularmente à faringe e, portanto, a ativação destas fibras pode resultar tanto no avanço da base da língua como no alargamento da via aérea superior. A mudança da posição do corpo exerce um efeito inevitável sobre a resistência das vias respiratórias. Em indivíduos saudáveis, a resistência nasal foi registada quando a cadeira foi gradualmente reclinada da posição sentada para a posição supina. Verificou-se um aumento significativo da resistência nasal (até 30°) na posição reclinada em comparação com a posição sentada. A mudança da posição do corpo, de sentado ou de pé para supino, aumenta o volume cardíaco e, consequentemente, a pressão arterial.[56] A vasodilatação da membrana mucosa nasal provoca um inchaço associado a um aumento da resistência nasal. Assim, uma posição corporal supina durante o sono é desvantajosa para a respiração nasal. Assim, presume-se que a respiração oral modifica o mecanismo normal das vias aéreas superiores e que a respiração nasal durante o sono não é preferível do ponto de vista fisiológico.[57] Esta causa obstrução episódica das vias aéreas superiores que ocorre durante o sono e que é a base da AOS.

Existem muitas semelhanças e diferenças entre as manifestações clínicas e os factores de risco do ressonar e da AOS nas populações pediátrica e adulta, embora as opções de tratamento sejam diferentes. (Quadro 6.1) Os sintomas diurnos e noturnos também diferem nas crianças. (Quadro 6.2)

6.1. Avaliação

6.1.1. História do sono e ressonar

Nos adultos, as queixas de sono são levantadas pelo doente ou pelo seu parceiro de cama. No entanto, nas crianças, as preocupações são frequentemente manifestadas pelos pais. Os pais ficam normalmente alarmados com o ressonar da criança e as suas preocupações são fortemente afectadas pelo facto de a criança estar a ter o descanso e o sono necessários. Assim, se a criança estiver a desenvolver-se normalmente, uma história detalhada do sono pode fornecer informações adicionais importantes. Quando os pais são capazes de descrever em pormenor os padrões de respiração nocturna preocupantes, podem descrever o ressonar pontuado por episódios de obstrução franca ou pausas na respiração da criança.

Embora o ressonar seja a queixa mais comum e grave tanto nas crianças como nos adultos com AOS, a apneia testemunhada nas crianças com AOS é significativamente menos comum do que nos adultos. O ressonar é um sintoma comum da apneia do sono e resulta da obstrução, normalmente pelo palato mole e pela úvula. No entanto, o ressonar em si não envolve a paragem da respiração e muitos "ressonadores" têm resultados normais nos estudos do sono.[58] A hipótese é que o ressonar induz uma resposta inflamatória da mucosa que resulta em inchaço, afectando a resistência e/ou a colapsabilidade das vias aéreas superiores. Em comparação com os adultos, as crianças têm apresentações únicas, tais como hiperatividade, dificuldades emocionais, problemas de comportamento, diminuição do desempenho académico e dificuldade de concentração, enurese nocturna e insónia. [59]

6.1.2. Hiperatividade

A AOS pediátrica não tratada tem sido associada a problemas de aprendizagem e de comportamento, bem como a atrasos no crescimento e no desenvolvimento. A perturbação de défice de atenção/hiperatividade (PHDA) é uma das sequelas neurocomportamentais associadas à AOS.[60] A relação entre a PHDA e a AOS parece ser recíproca, uma exacerbando os sintomas da outra. Os sintomas de PHDA sobrepõem-se ao diagnóstico de AOS, com défices de atenção relatados em até 95% dos doentes pediátricos com AOS.[61]

Os estudos que relacionaram a PHDA e a AOS partilham outros factores atenuantes comuns que podem contribuir para ambas as doenças. A privação do sono, quer sob a forma de sono fragmentado, quer sob a forma de redução do tempo total de sono, também tem sido associada a sintomas piores de AOS, bem como a comportamentos mais graves de PHDA. Além disso, os medicamentos estimulantes também podem piorar a qualidade do sono e, por sua vez, piorar os comportamentos de TDAH. Presume-se que a elevação da PCR e de outras citocinas e marcadores inflamatórios resulte numa disfunção dos órgãos terminais que se manifesta sob a forma de comportamentos de PHDA, sintomas de AOS ou doenças comórbidas (rinite alérgica, obesidade e doenças cardiovasculares).[60]

Um estudo de 2006 de Gozal et al. observou níveis elevados de PCR de alta sensibilidade (PCR-us) em crianças com AOS, indicando que o teste de PCR-us pode ser útil para monitorizar o desenvolvimento de défices neurocognitivos em crianças com AOS.[62] Outra teoria postula que os níveis elevados de proteína C-reactiva (PCR) e interleucina-6 devidos à resposta inflamatória sistémica causada pela AOS se correlacionam com a perturbação do sono e a hipoxemia.[63] Beebe e Gozal (2002) sugerem que a hipoxia e a perturbação do sono causadas pela AOS têm um impacto negativo nos benefícios restauradores do sono e no equilíbrio celular e químico, conduzindo a uma disfunção cortical pré-frontal, que se pode manifestar como hiperatividade e impulsividade nas crianças.[64]

6.1.3. Problemas de comportamento

Na infância, um sono de boa qualidade acelera o desenvolvimento saudável de vários sistemas, especialmente do sistema nervoso central. A fragmentação do sono e a privação de oxigénio podem causar disfunção cognitiva ao perturbar a mielinização neuronal e o gás sanguíneo normal, o que tem impacto no desenvolvimento do cérebro, particularmente nas estruturas do hipocampo e do lobo frontal.[64,65] Estudos anteriores concluíram que o lobo frontal é particularmente vulnerável ao efeito patológico da AOS. O lobo frontal desenvolve-se ao longo da infância e é crucial para as funções executivas, que são responsáveis pelo funcionamento humano de ordem superior, pela autorregulação, pela inibição ou pela interação social. Assim, uma lesão nesta região durante o período de maturação pode afetar o funcionamento comportamental.[66]

O problema de regulação comportamental exibido pelas crianças com DRS também implica uma disfunção do lobo frontal. Estudos transversais realizados por Rosen et al descobriram que as crianças com DRS demonstram frequentemente desatenção, hiperatividade, problemas de externalização, tais como agressão ou comportamento de quebra de regras, e problemas de internalização, incluindo ansiedade, depressão, queixas somáticas ou problemas sociais.[67] Estudos anteriores sugerem que os problemas comportamentais são independentes da gravidade.[68] Estudos recentes supõem que a sonolência pode também afetar a regulação das emoções e, por conseguinte, resultar em impulsividade, irritabilidade e comportamento hiperativo.[69]

6.1.4. Enurese

A enurese é definida como a libertação repetida de incontinência de urina, nomeadamente para a roupa de cama e para o vestuário (Paredes, 2004). É a passagem involuntária de urina durante o sono em crianças com mais de 5 anos de idade. De acordo com a Classificação Internacional de Doenças, 10ª Revisão (CID-10),[7] enurese é uma condição que ocorre duas ou mais vezes por mês em crianças de 5 a 6 anos de idade, e uma ou mais vezes por mês em crianças com 7 anos de idade ou mais e que dura mais de 3 meses.[70] Atualmente, estudos demonstram que cerca de 10% a 40% das crianças com AOS têm enurese ao mesmo tempo.[71,72] Alguns estudiosos também acreditam que a enurese é uma manifestação da SAHOS em crianças.[73] Alexopoulos et al. mostraram que pessoas que roncam regularmente têm um risco maior de enurese primária do que aquelas que não roncam. Embora a SAHOS tenha sido associada à enurese em estudos de base populacional, o mecanismo subjacente à enurese e à SAHOS ainda não foi elucidado. Alguns estudiosos acreditam que os alergénios podem causar uma reação alérgica, que é mediada por citocinas inflamatórias, levando à contração do músculo liso da bexiga e a um declínio da função da bexiga.[74]

6.1.5. Sonolência diurna excessiva

Nos adultos afectados pela AOS, a sonolência diurna excessiva é extremamente frequente, constituindo um dos sintomas mais importantes que motivam o encaminhamento médico para avaliação e tratamento. No entanto, a sonolência diurna excessiva não tem sido relatada com tanta frequência em crianças com AOS, possivelmente reflectindo as percepções subjectivas dos prestadores de cuidados, uma vez que é pouco provável que as crianças verbalizem sintomas vagos.[75] Durante a puberdade, a sonolência diurna excessiva ocorre frequentemente em associação com alterações abruptas nos padrões de sono que ocorrem devido a alterações hormonais e a factores ambientais, tais como uma carga horária académica intensa e atividade social.[76] O TNF-α é uma das citocinas mais importantes envolvidas na regulação do sono.[77] Os níveis de TNF-α estão elevados em pacientes adultos com AOS, e os níveis matinais de TNF-α circulantes também estavam aumentados em crianças com AOS e estavam fortemente correlacionados com o grau de fragmentação do sono.[62]

Os parâmetros subjectivos, como as diferentes escalas de diagnóstico e as medidas objectivas apresentadas no Capítulo 5, ajudam a concluir a presença de sonolência diurna excessiva nas crianças que sofrem de AOS.

6.1.6. Desempenho académico

O fraco desempenho académico é uma complicação importante da AOS, que pode dever-se à excitação cortical e simpática e à hipoxemia que afecta a consolidação da memória.[78,79] Desde o final dos anos 90, uma grande parte da literatura tem-se centrado nos correlatos neurocognitivos dos DRS. A investigação indica que os efeitos comportamentais e neurocognitivos mais comuns são evidentes em medidas de constructos como a inteligência, a memória, a função executiva, a atenção e a hiperatividade.[80] Foi sugerido que um pior desempenho nestes domínios afecta o funcionamento diurno, conduzindo a um desempenho académico abaixo do ideal em comparação com os pares saudáveis. Por exemplo, estão bem documentadas as ligações entre o funcionamento executivo da atenção, um termo genérico que engloba o controlo da atenção, a inibição do comportamento, a memória de trabalho e o rendimento académico,[81] tal como as ligações entre os sintomas da perturbação de défice de atenção/hiperatividade e o insucesso académico.

A(s) via(s) neurocomportamental(ais) que liga(m) a AOS a défices no desempenho académico não é(são) clara(s), mas os dados do nosso laboratório indicam que as relações são muito provavelmente mediadas por domínios da função executiva e/ou competências linguísticas. Assim, em crianças com um ano de escolaridade (6 anos), a relação entre a AOS e um pior desempenho académico não foi direta, mas sim associada a um desempenho reduzido em domínios importantes para os resultados da aprendizagem.[82] Domínios como a inteligência verbal e não-verbal, a memória e o funcionamento executivo contribuem para as competências e o comportamento das crianças relacionados com a aprendizagem.[83] Os efeitos adversos nestes domínios podem potencialmente deteriorar o desempenho académico devido à AOS.

6.1.7 Dores de cabeça ao acordar

A existência de uma relação íntima entre o sono e as cefaleias é reconhecida há mais de um século. Diferentes evidências clínicas suportam a existência de relações mútuas entre o sono e a dor. É sabido que os estímulos nocivos e as perturbações dolorosas interferem com o sono; no entanto, os distúrbios do sono também afectam a perceção da dor. De facto, a privação do sono pode aumentar a resposta aos estímulos dolorosos; além disso, a restrição do sono é um dos factores mais comuns que desencadeiam as crises de enxaqueca.[84]

Alguns doentes com enxaqueca apresentam apneia obstrutiva ou central do sono: No estudo de Paiva et al.,[85] os autores encontraram três doentes com síndrome de apneia obstrutiva do sono entre 13 doentes com enxaqueca, enquanto o estudo de Kudrow et al.[86] mostrou evidência de apneia do sono em seis de 10 doentes com cefaleias em salvas: Quatro destes doentes tinham apneia central e dois tinham apneia obstrutiva.

Apesar de as cefaleias e a cefaleia matinal não estarem correlacionadas com a arquitetura do sono e os parâmetros respiratórios, nem com a sonolência diurna excessiva, o tratamento da SAOS, especialmente a pressão positiva contínua nasal nas vias respiratórias, conduz a uma melhoria das cefaleias em vários casos.[87]

A compreensão completa da relação entre o sono e várias síndromes de cefaleias ainda precisa de ser totalmente elucidada e pode ser útil tanto no diagnóstico como no tratamento das síndromes de cefaleias.[88] Nas crianças com enxaqueca, o repouso e/ou o sono podem ajudar ou resolver a dor. Quase todos os estudos farmacológicos em crianças com enxaqueca não incluíram a avaliação de quaisquer parâmetros do sono, mas acreditamos que o rastreio de perturbações do sono com a utilização de testes adequados, incluindo a PSG, e a referenciação para uma clínica do sono, quando apropriado, podem ser muito úteis. A educação do doente e a modificação do estilo de vida, incluindo a higiene do sono, desempenham um papel significativo no sucesso global do tratamento. As condições de sono comórbidas devem ser sempre rastreadas em crianças com enxaqueca, a fim de melhorar a gestão do doente e escolher o tratamento mais adequado.[89]

6.1.8. Episódios de apneia

A apneia pode ser definida como a paragem do esforço respiratório com uma duração superior a 20 segundos, ou com uma duração inferior, mas acompanhada de bradicardia ou cianose. Embora a causa mais frequente de apneia em bebés seja idiopática, a AOS devida a hipertrofia das amígdalas/adenoides, frequentemente coexistente com obesidade, é a causa mais comum em crianças com AOS. [90]

A AOS pode variar de moderada a grave, com base num sistema de medição e classificação denominado índice de apneia-hipopneia (IAH). O IAH mede o número médio de episódios de apneia e hipopneia que se registam por cada hora de sono.

A AOS é classificada de acordo com a sua gravidade:

- A apneia obstrutiva do sono grave significa que o IAH é superior a 30 (mais de 30 episódios por hora)
- A apneia obstrutiva do sono moderada significa que o IAH se situa entre 15 e 30
- A apneia obstrutiva do sono ligeira significa que o IAH se situa entre 5 e 15.[92]

6.2. Factores de risco

A etiologia da AOS pediátrica é multifatorial. A AOS atinge o seu pico no grupo etário pré-escolar, no qual o aumento do crescimento adenotonsilar é o maior em relação ao tamanho das vias aéreas superiores. Em pacientes adultos com AOS, a hipertrofia adenoideana e tonsilar é incomum, enquanto a obesidade é um dos principais fatores de risco. Num estudo realizado por Isono et al em crianças, as crianças com AOS têm adenóides, amígdalas e palatos moles maiores em comparação com indivíduos de controlo normais. Consequentemente, a via aérea faríngea é mais pequena na AOS, conforme medido sob sedação por ressonância magnética e utilizando paralisia com endoscopia. Em crianças pequenas sedadas (intervalo, 1,9-9,3 anos), houve uma correlação linear positiva entre o volume das amígdalas e adenóides e o IAH (0,26), mas não houve tal correlação com o volume das vias aéreas. Em crianças mais velhas (7-12 anos), não sedadas, a área de secção transversal (AST) das amígdalas (0,44), a AST do palato mole (0,39), o volume orofaríngeo (0,27) e a relação entre a AST da via aérea retropalatina e a do palato mole (0,49) apresentaram uma forte correlação (amígdalas e palato) ou uma correlação inversa (relação entre a via aérea retropalatina e o palato mole) com a AOS.[91]

A obesidade é um importante fator de risco para a AOS pediátrica e desempenha um papel predominante na adolescência. A prevalência da obesidade infantil triplicou nos últimos 25 anos e, atualmente, estima-se que seja de 17% a 18%.[92] As crianças obesas têm maior probabilidade de ressonar do que as crianças magras.[93] A incidência de SAOS em crianças obesas é elevada, sendo de 36%, e pode ultrapassar os 60% se houver ressonar habitual. O risco de ter SAOS moderada aumenta 12% por cada 1 kg/m2 de índice de massa corporal (IMC; calculado como o peso da criança em quilogramas dividido pela altura em metros ao quadrado) acima da média.[94] No entanto, a relação entre o IMC e a gravidade da SAOS é frequentemente fraca, o que sugere que a distribuição da gordura tem uma importância considerável. A obesidade pode contribuir para a gravidade da AOS, influenciando a dimensão e a colapsabilidade da via aérea superior, bem como alterando o controlo ventilatório. Tanto a AOS como a obesidade são consideradas estados inflamatórios sistémicos crónicos de baixo grau e podem atuar em sinergia para produzir morbilidades cardiovasculares, metabólicas e neurocognitivas. A obesidade e a AOS também estão associadas a uma diminuição da qualidade de vida e da sonolência.[95]

Estudos recentes demonstraram uma correlação entre a AOS e a inflamação.[21] A obesidade é uma condição que, mesmo em adolescentes, pode levar à resistência à insulina e à esteatose hepática[22,23]e, consequentemente, a um aumento da produção de diferentes mediadores pró-inflamatórios, como a leptina, a interleucina 6 (IL-6) e o fator de necrose tumoral alfa (TNF-α). Entre as crianças com asma, as que sofrem de obesidade têm um risco 4 vezes maior de desenvolver AOS, especialmente se tiverem um mau controlo farmacológico.

Anomalias dento-faciais (i.e. palato ogival) e malformações cranio-faciais importantes (i.e. hipoplasia maxilar, retro-micrognatia e macroglossia). As lesões dento-faciais anormais estão frequentemente presentes em crianças com AOS (15-47%), tendo sido registada uma melhoria dos distúrbios do sono após tratamento ortodôntico.[96] As crianças com dismorfologia craniofacial envolvendo hipoplasia ou retroposicionamento da mandíbula ou da maxila apresentam frequentemente AOS. A contribuição das anomalias esqueléticas para o desenvolvimento da AOS em crianças normais é controversa. Arens e colaboradores relataram que nenhuma medida de largura, comprimento ou volume maxilar e mandibular diferia entre pacientes com AOS e indivíduos de controlo normais.[97] No entanto, estudos cefalométricos em crianças com AOS, que avaliam tanto o tamanho quanto a posição relativa do esqueleto facial, freqüentemente relatam maxila mais estreita,[98] retrognatismo mandibular,[99] altura facial inferior mais longa,[100] e posicionamento caudal do osso hioide.[101] É razoável concluir que as anomalias do esqueleto craniofacial podem contribuir para o desenvolvimento de AOS em algumas crianças normais.

Os distúrbios neuromusculares caracterizam-se por um controlo insuficiente do fluxo aéreo central e periférico, com uma tendência para o aumento do colapso das paredes faríngeo-hipofaríngeas, reduzindo o seu tónus muscular.[28] Um exemplo em que coexistem malformações anatómicas e perturbações neuro-musculares é a síndrome de Down, caracterizada por hipoplasia do maxilar superior, palato ogival, macroglossia e hipotonia muscular. A AOS está frequentemente associada à síndrome de Down (81%).

Tabela 6.1. Sintomas e sinais de AOS pediátrica (Adaptado da AAP 2012)

História
Ressonar frequentemente ($\geq$3 noites/semana)
Respiração difícil durante o sono
Estertores/ruídos de sucção/episódios de apneia observados
Enurese do sono (especialmente enurese secundária)
Dormir numa posição sentada ou com o pescoço hiperextendido
Cianose
Dores de cabeça ao acordar
Sonolência diurna
Perturbação de défice de atenção/hiperatividade
Problemas de aprendizagem
Exame físico
Peso insuficiente ou excesso de peso
Hipertrofia das amígdalas
Fácies adenoidal
Micrognatia/retrognatia
Palato alto e arqueado
Insuficiência de crescimento
Hipertensão

Tabela 6.2. Sintomas diurnos e noturnos em crianças (Adaptado de Shridhar et al. 2019)[32]

Sintomas diurnos	Sintomas noturnos
Dores de cabeça ao acordar	Ressonar frequentemente ($\geq$3 noites/semana)
Perturbação de défice de atenção/hiperatividade	Respiração difícil durante o sono
Problemas de aprendizagem	Estertores/ruídos de sucção/episódios de apneia
Problemas de comportamento	Enurese do sono (especialmente enurese secundária)
Sonolência diurna	Dormir numa posição sentada ou com o pescoço hiperextendido
Insuficiência de crescimento	
Mau desempenho escolar	

CAPÍTULO 7

DIAGNÓSTICO

A avaliação da quantidade e da qualidade do sono em doentes pediátricos é, de facto, crucial, uma vez que o sono desempenha um papel vital na saúde e no desenvolvimento geral da criança. Embora não exista uma ferramenta de rastreio normalizada que seja amplamente utilizada especificamente para a AOS pediátrica, as directrizes sugerem que os médicos devem perguntar sobre a quantidade e a qualidade do sono, bem como rastrear o ressonar em todas as consultas de saúde infantil. Além disso, se houver preocupação com a qualidade do sono, também devem ser feitas perguntas sobre despertares noturnos frequentes, posicionamento invulgar durante o sono e perturbação significativa das coberturas da cama como sinais de aumento dos movimentos noturnos. Isto é especialmente importante porque os pais nem sempre discutem as preocupações com o sono dos seus filhos sem primeiro serem incitados ou explicitamente questionados sobre estas questões.[50]

A utilização de sintomas clínicos isolados ou em combinação com achados físicos é inadequada para diagnosticar com exatidão a AOS. Os estudos de determinados parâmetros, como a sonolência diurna excessiva, o ressonar e os problemas de aprendizagem, revelaram ter uma fraca associação com a gravidade da AOS. Um questionário pediátrico sobre o sono tem uma sensibilidade de 85% e uma especificidade de 87%; no entanto, um seguimento do mesmo estudo apenas demonstrou uma sensibilidade de 78% e uma especificidade de 72%.[102] Estas perguntas são recomendadas apenas para suspeitar de apneia do sono. Se as respostas ao questionário forem positivas, justifica-se a realização de estudos de diagnóstico definitivo.[102]

7.1. Exame

7.1.1. Historial de casos

O exame geral de uma criança com suspeita de apneia obstrutiva do sono pode revelar o aparecimento de atraso no crescimento ou obesidade em crianças pequenas com obstrução grave das vias respiratórias superiores. A obesidade, o pescoço grande, a língua grande, o maxilar inferior curto e a redução do tamanho da via aérea atrás da língua são frequentemente observados em pessoas com apneia obstrutiva do sono. Além disso, é necessária uma avaliação clínica para detetar eventuais diagnósticos sindromáticos, como a síndrome de Down, a síndrome de Pierre Robin ou a síndrome de Crouzon.

7.1.2. Abordagens para o diagnóstico da AOS (medidas subjectivas)

7.1.2.1. Inquérito de qualidade de vida OSA-18

O OSA-18 Quality of Life Survey (OSA-18) é um questionário validado de 18 itens que utiliza uma escala do tipo Likert para avaliar o impacto dos DRS em cinco subescalas: perturbações do sono, sofrimento físico, angústia emocional, problemas diurnos e preocupações dos prestadores de cuidados. O impacto moderado na qualidade de vida está correlacionado com uma pontuação total de sintomas de 60-80, enquanto o impacto significativo está correlacionado com uma pontuação superior a 80.[103] (Figura 7.1.)

7.1.2.2. Questionário Pediátrico do Sono

O PSQ é um inquérito validado aos prestadores de cuidados que utiliza um formato "sim/não/não sei" para captar a frequência e a qualidade do ressonar da criança, problemas respiratórios, respiração bucal, sonolência diurna, desatenção/hiperatividade e outros sintomas.[104] As respostas são "sim" = 1, "não" = 0 e "não sabe" = omisso. A média das respostas aos itens não omitidos é a pontuação, que pode variar de 0 a 1. Pontuações >0,33 são consideradas positivas e sugestivas de alto risco para um distúrbio respiratório pediátrico relacionado ao sono. (Figura 7.2.)

7.1.2.3. Questionário sobre os hábitos de sono das crianças (CSHQ)

Trata-se de um questionário de 45 itens que utiliza uma escala de 3 pontos para avaliar a frequência dos sintomas relatada pela criança e pelo prestador de cuidados. As categorias do questionário incluem resistência ao deitar, atraso no início do sono, duração do sono, ansiedade do sono, despertares noturnos, parassónias, distúrbios respiratórios do sono e sonolência diurna. O CSHQ está validado para ser utilizado em crianças com idades compreendidas entre os 4 e os 10 anos. Embora o CSHQ possa ser utilizado para identificar crianças com distúrbios do sono que necessitem de testes adicionais, não pode substituir a PSG formal para o diagnóstico da AOS pediátrica. [105]

As instruções para os pais são as seguintes:

As afirmações que se seguem referem-se aos hábitos de sono do seu filho e a eventuais dificuldades em dormir. Ao responder às perguntas, pense na última semana da sua vida. Se a semana passada foi invulgar por uma razão específica, escolha a semana típica mais recente. Salvo indicação em contrário, assinale Sempre: se algo ocorre todas as noites, Normalmente: se ocorre 5 ou 6 vezes por semana, Por vezes: se ocorre 2 a 4 vezes por semana, Raramente: se ocorre uma vez por semana e Nunca: se ocorre menos de uma vez por semana. (Figura 7.3.)

7.1.3. Achados dentários

Outros achados dentários incluem um palato duro alto e estreito, mordida cruzada, incisivos sobrepostos e sobremordida significativa sugerem um maxilar pequeno, que pode ser devido a um desenvolvimento maxilomandibular anormal. As informações relativas à estrutura do maxilar, incluindo sobressaliência, sobremordida e classificação da oclusão molar (se os molares tiverem crescido) também devem ser anotadas. [106]

Uma avaliação da cavidade oral, incluindo a língua, o tamanho das amígdalas e a forma do palato e da úvula, também é informativa.

A AOS com origem na parte posterior da língua ocorre quando os músculos da língua relaxam durante o sono e a língua cai para trás, obstruindo a via aérea.[107] As seguintes respostas neuromusculares à alteração da respiração têm sido relatadas na literatura: Alteração da função e postura da língua e alteração da posição e dimensão mandibular.[108] Solow e Kreiborg afirmaram na sua "hipótese de alongamento dos tecidos moles" que a relação postural da cabeça e da língua é alterada após o nascimento para manter a via aérea. A relação entre o modo respiratório e o desenvolvimento da má oclusão pode dever-se a esta alteração do estiramento dos tecidos moles, que inclui os tecidos moles orais e faríngeos. A língua está rodeada pela mandíbula e pelas vias respiratórias. Uma língua aumentada dentro de uma mandíbula pequena pode mover-se posteriormente e produzir uma via aérea diminuída.[109]

O examinador deve observar o tamanho das amígdalas[61] (Figura 7.4.) e a classificação de Mallampati[9] (Figura 7.5.), para descrever o grau de apinhamento orofaríngeo. A classificação de Mallampati e o tamanho das amígdalas são factores de previsão independentes da AOS. O exame oral, incluindo a pontuação de Mallampati e o tamanho das amígdalas, deve ser considerado aquando da avaliação de um doente para a AOS. Podem ser utilizados para dar prioridade às crianças que podem necessitar de PSG.

O tamanho das amígdalas é avaliado quando o doente tem a boca aberta e a língua em posição neutra. Não há problema em emitir sons durante este processo. É utilizado um abaixador de língua se o doente tiver uma pontuação de Mallampati mais elevada que bloqueie a visualização das amígdalas. O tamanho das amígdalas é mais frequentemente descrito numa escala de 0 a 4+:

0 - As amígdalas estão totalmente dentro do pilar amigdaliano ou foram previamente removidas por cirurgia.

1+ - As amígdalas ocupam menos de 25% da dimensão lateral da orofaringe, medida entre os pilares amigdalianos anteriores (seta amarela sólida).

2+ - As amígdalas ocupam 26 a 50% da dimensão lateral da orofaringe.

3+ - As amígdalas ocupam 51 a 75% da dimensão lateral da orofaringe.

4+ - As amígdalas ocupam mais de 75% da dimensão lateral da orofaringe.

A pontuação de Mallampati (ou classificação de Mallampati) é utilizada para prever a facilidade de intubação. Também pode ser utilizada para prever se um doente pode ter apneia obstrutiva do sono. As estruturas anatómicas visíveis durante o exame são os pilares fauciais/tonsilares (arcos à frente e atrás das amígdalas), a base da úvula e o palato mole. É importante notar que o tamanho das amígdalas não afecta a pontuação de Mallampati. Em média, a probabilidade de ter AOS aumenta em mais de 6 vezes por cada ponto de aumento na pontuação de Mallampati. O IAH (gravidade da AOS) também tem uma correlação positiva com o aumento da pontuação de Mallampati.[110]

As radiografias cefalométricas laterais (RCL) têm sido amplamente utilizadas como ferramenta de triagem para crianças com suspeita de distúrbios respiratórios do sono.[111] A aplicação diagnóstica das RCLs foi reconhecida por uma meta-análise que concluiu pela redução da largura sagital da via aérea superior em crianças com apneia obstrutiva do sono. As LCRs têm sido usadas para investigar os espaços intramurais das vias aéreas, a língua, o palato mole e as estruturas de suporte, como o osso hioide, a mandíbula e as vértebras cervicais.[112] Algumas destas estruturas podem ser difíceis de identificar e, por exemplo, tem sido defendida a utilização de uma pasta radiopaca para realçar o contorno da língua.[113] Para além disso, existem críticas específicas à utilização das LCR na avaliação das vias aéreas superiores, uma vez que as imagens são obtidas com os indivíduos em posição vertical, o que obviamente difere da posição de sono. No entanto, é reconhecido que as LCR podem discriminar entre AOS e ressonar independentemente da posição do indivíduo, confirmando a sua potencial relevância como método de rastreio. De facto, recomenda-se que as crianças respiradoras orais sejam enviadas para uma avaliação do sono se o seu espaço aéreo faríngeo superior parecer pequeno numa LCR.[114] No entanto, embora a natureza estática intrínseca das LCR suscite preocupações quanto à sua fiabilidade, existe uma exploração limitada desta questão - alguns relatos em adultos e nenhum estudo anterior realizado em crianças. (Figura 7.6.) Exemplos de casos (A, B, C) excluídos porque a língua não estava na posição de repouso (A_1 e A_2), havia ação de deglutição (B_1 e B_2), ou a boca estava aberta (C_1 e C_2). As imagens em cima mostram a situação com a via aérea superior alargada (1), e as imagens em baixo mostram o mesmo doente com a via aérea superior estreitada (2).

7.2. Polissonografia

Foi recomendado pela Academia Americana de Pediatria (AAP) (última atualização em 2021) que a PSG nocturna hospitalar é a norma de ouro para o diagnóstico da Apneia Obstrutiva do Sono, tanto na população pediátrica como na adulta.[115] (Quadro 7.2.) A Academia Americana de Medicina do Sono (AASM)[10] e a Academia Americana de Pediatria (AAP) recomendam o rastreio de crianças com distúrbios respiratórios do sono com PSG. A Academia Americana de Otorrinolaringologia e Cirurgia de Cabeça e Pescoço (AAO-NHS) recomenda a PSG após a TA em crianças com menos de 2 anos de idade ou naquelas com obesidade, distúrbios craniofaciais ou neuromusculares, etc. A AAO-HNS também recomenda a PSG se a necessidade de cirurgia for incerta ou se o exame físico não explicar a gravidade dos DRS.

Atualmente, a PSG de nível 1, realizada durante a noite em laboratório, é a única tecnologia aprovada para o diagnóstico da AOS pediátrica. A PSG de nível 1 é realizada por um técnico do sono numa instalação acreditada e inclui um mínimo de sete parâmetros: electrooculografia (EOG), eletroencefalografia (EEG), eletromiografia do queixo (EMG), fluxo de ar, esforço respiratório, saturação de oxigénio e eletrocardiografia (ECG).

A AOS pediátrica é diagnosticada quando a PSG regista um índice de apneia-hipopneia obstrutiva (IAH), definido como a frequência de redução parcial ou total do fluxo de ar por hora >1. A estratificação mais comum apresentada por Marcus et al em 2014 para doença ligeira, moderada ou grave baseia-se em limiares de IAH de <5, 5-9 e >10, respetivamente.

Embora a AASM e a AAP recomendem rotineiramente a realização de uma PSG no pré-operatório, apenas 10% das crianças com TA programada são submetidas a uma PSG. Isso provavelmente se deve às barreiras significativas para a obtenção de uma PSG. Por exemplo, existe um acesso limitado a laboratórios do sono certificados e a profissionais com os conhecimentos técnicos necessários para diagnosticar a AOS em bebés e crianças pequenas. A própria PSG é onerosa, exigindo a utilização de vários monitores durante o sono num ambiente laboratorial desconhecido. Como os cuidadores precisam de estar presentes durante toda a duração do teste, o seu emprego, produtividade e responsabilidades para com outros membros da família podem ser afectados. Por último, o custo da PSG nos Estados Unidos varia entre 1000 e 4000 dólares, o que representa uma grande sobrecarga para o sistema de saúde.[116]

7.2.1. *Diferenças entre a PSG nocturna pediátrica e a PSG nocturna para adultos*

A história do paciente e o exame físico, por si só, não são fiáveis para diagnosticar ou determinar a gravidade da AOS em adultos e crianças.[117] A PSG nocturna é o teste de diagnóstico padrão-ouro para diagnosticar e avaliar a gravidade da AOS, permitindo a análise das fases do sono, dos movimentos respiratórios, do fluxo de ar e das trocas gasosas. Este registo deve ser efectuado com o mínimo de perturbação dos padrões de sono habituais da criança, o que requer um ambiente favorável à criança e uma abordagem especial. (Tabela 7.1.)

Existem várias diferenças importantes entre os estudos PSG de crianças e adultos que podem afetar a interpretação do estudo do sono. Um estudo do sono em crianças requer técnicos do sono bem treinados, com experiência e habilidades em cuidados com crianças. Os prestadores de cuidados de saúde devem colaborar para tornar o ambiente não ameaçador, permitindo que um dos pais fique com a criança durante toda a noite e permitindo um período após a ligação da criança ao equipamento para que esta se familiarize com o seu ambiente. Mesmo com todas estas medidas, a tolerância da criança ao estudo pode afetar a qualidade dos dados obtidos. Por conseguinte, os estudos do sono devem ser relatados por um médico especialista em sono que compreenda a fisiologia neuro e cardiorrespiratória das crianças em fase de desenvolvimento.[118]

7.3. Abordagens alternativas para o diagnóstico da AOS (medidas objectivas)

7.3.1. Teste de apneia do sono em casa

O teste da apneia do sono em casa (HSAT) é um estudo do sono sem supervisão, realizado em casa, que utiliza monitores portáteis e vestíveis com o objetivo de reproduzir a PSG de nível I. O HSAT pediátrico utiliza menos recursos e é mais económico do que a PSG de nível I, com os benefícios adicionais de aumentar o conforto do paciente e melhorar a acessibilidade. Atualmente, a AASM não apoia a utilização do HSAT para diagnosticar a AOS pediátrica. As dificuldades em termos de exequibilidade, validade, identificação de despertares e hipoventilação, questões relacionadas com a utilização em crianças de tenra idade ou com comorbilidades e diferenças nos tamanhos dos corpos são os desafios citados. [119]

7.3.2. Análise de som

Os sons inspiratórios de alta frequência (HFIS) são gerados por crianças (com idades entre os 6 e os 12 anos) com distúrbios respiratórios obstrutivos do sono. As crianças produzem esses sons a partir de uma via aérea superior estreita, que subsequentemente actua como uma câmara de ressonância. Da mesma forma, o HFIS foi demonstrado como um marcador de distúrbios respiratórios em crianças (idades 6-12 anos) com hipertrofia adenotonsilar. Com este conhecimento, o estudo dos sons do sono em crianças como um componente do diagnóstico ou rastreio da AOS tem sido testado. Usando sons traqueais combinados com pressão supraesternal para pontuar eventos respiratórios em crianças (idades 1-16 anos), a sensibilidade de deteção de uma apneia foi de 86%, e a hipopneia foi de 77%.[120]

7.3.3. Genética

É sabido que a AOS se concentra em famílias, e o estudo de um componente genético na AOS pediátrica confirma que se trata de uma caraterística hereditária. No entanto, a herança genética da AOS é provavelmente multifatorial, o que torna a identificação dos genes causadores mais difícil.

Num estudo realizado por Lavezzi em 2013 em crianças com má oclusão de Classe III, foram encontradas mutações silenciosas no PHOX2b, um gene envolvido no desenvolvimento das células da crista neural para o crescimento facial e do crânio, em 32% das crianças com disfunção respiratória, mas em nenhum dos controlos.[121] Um estudo de associação do genoma em crianças (com idades entre os 4 e os 9 anos) com AOS observou uma expressão alterada de grupos de genes envolvidos na inflamação em leucócitos circulantes, o que implica lesões adaptativas e de órgãos terminais no contexto da AOS. Estudos epigenéticos mostraram modificações genéticas relacionadas com a AOS pediátrica, alargando o estudo genético para incluir padrões de metilação. A literatura suporta uma influência genética nas vias metabólicas, bem como na anatomia estrutural envolvida na AOS pediátrica, embora seja necessária mais investigação para caraterizar estas relações.[122]

7.3.4. Imagiologia

Embora existam muitas causas para a AOS, há um componente universal de estreitamento das vias aéreas superiores. A cefalometria envolve vistas padronizadas da parte lateral da cabeça e do pescoço, permitindo a visualização das estruturas esqueléticas e dos tecidos moles da via aérea superior. Num estudo realizado por Shintani et al em 1996, confirmou-se uma elevada prevalência de hipertrofia adenotonsilar em crianças com AOS.[123] Além disso, a redução da protrusão maxilar e mandibular e as diferenças no posicionamento do hioide foram significativamente associadas à AOS.

A RM permite a avaliação transversal das vias aéreas superiores e oferece a opção de reconstrução 3D, bem como a possibilidade de imagens dinâmicas com RM cinematográfica (cine). Uma vantagem da RM em relação à tomografia computorizada (TC) é a ausência de radiação. No entanto, estes exames são longos e exigem que o doente esteja imóvel, o que é um desafio comum em crianças pequenas. Para obter uma RM útil, pode ser necessária sedação, o que tem riscos inerentes, mas também pode alterar as dimensões das vias aéreas superiores em relação ao sono natural. [124]

As tomografias computorizadas são rápidas, não invasivas e, normalmente, estão prontamente disponíveis. O seu principal inconveniente é a exposição à radiação, embora tenham sido desenvolvidos protocolos para reduzir a dose em crianças. Verificou-se que os modelos tridimensionais derivados de exames de TC em crianças (com idades compreendidas entre os 3 e os 16 anos) previam melhor a gravidade da AOS do que as pontuações clínicas da permeabilidade das vias aéreas superiores.[125]

7.4. Testes de diagnóstico adicionais

7.4.1. Endoscopia

A endoscopia do sono induzida por fármacos (DISE) é efectuada através de uma endoscopia de fibra ótica flexível e é utilizada para visualizar o nível de obstrução das vias aéreas superiores durante o sono. A DISE tem sido cada vez mais utilizada, especialmente em doentes pediátricos com AOS residual após adenoidectomia e amigdalectomia. Também tem sido utilizada antes da TA e durante a TA, especialmente em pacientes pediátricos que são propensos a ter AOS residual, como em crianças com Trissomia 21, Síndrome de Prader Willi e problemas craniofaciais.

A DISE pode ser útil na tomada de decisões cirúrgicas e que o estreitamento circunferencial das vias aéreas superiores pode resultar em resultados cirúrgicos menos favoráveis.[126]

7.4.2. Biomarcadores

A calicreína-1, a uromodulina, a urocortina-3 e a orosomucoide-1 foram consideradas suficientemente precisas para serem utilizadas como teste de diagnóstico da AOS em crianças, quando utilizadas em combinação com a história e o exame físico. Num estudo realizado em 2016 por Huang, Y, Gulliemnault, C. et al., foram detectados níveis anormais de HS-CRP, IL-17 e IL-23 em crianças com AOS.[127] Existem dados limitados sobre a utilização de biomarcadores para prever a AOS em crianças e é necessário efetuar mais estudos para validar a utilidade dessas ferramentas de diagnóstico. Estas ferramentas, embora promissoras, estão longe de poderem substituir a PSG e ainda não podem ser amplamente utilizadas para o diagnóstico da AOS.

7.5. Como é que os odontopediatras podem diagnosticar a AOS nas crianças?

O diagnóstico da AOS baseia-se na suspeita clínica, na história e nos achados físicos, e a confirmação é efectuada através da PSG. O diagnóstico preciso e rápido da AOS é imperativo para o tratamento atempado e para evitar complicações adicionais causadas pela AOS. A maioria dos pais não fornece voluntariamente informações sobre os sinais e sintomas óbvios. É necessária uma história médica e do sono pormenorizada, bem como um exame da cavidade oral, quando o doente se apresenta na clínica dentária. Os dentistas devem perguntar-lhes especificamente sobre sinais e sintomas como ressonar e alterações frequentes da postura durante o sono.[128]

Antes de solicitar a PSG, os dentistas devem avaliar os sinais e sintomas clínicos e informar-se sobre as características da AOS.[129] Dependendo desta avaliação, deve seguir-se uma recomendação para uma PSG ou um encaminhamento para um especialista do sono.

A respiração bucal e as fácies adenoidais devem ser observadas. A voz hiponasal é um indício de obstrução nasal e uma voz abafada é sugestiva de aumento adenotonsilar. O perfil facial lateral deve ser inspeccionado para detetar retrognatismo, micrognatismo ou hipoplasia médio-facial. Todas estas podem afetar as passagens nasofaríngeas e orofaríngeas e são achados fundamentais para o diagnóstico.[130]

A cavidade oral deve ser observada quanto ao tamanho e ao aspeto da língua e do palato mole: uma língua grande e/ou um palato alto ou alongado, ou um palato pouco dependente, podem predispor para os DRS.

A estrutura orofaríngea das crianças com AOS deve ser corretamente avaliada. Durante um exame da cavidade oral, o dentista deve examinar a causa principal e o preditor da AOS, que é a hipertrofia adenotonsilar seguida de uma pontuação de Mallampati suficientemente significativa para ser um preditor independente da AOS.[131] O tamanho da amígdala está positivamente correlacionado com a gravidade da AOS, o que significa que quanto maior for o tamanho da amígdala, maior será a gravidade da AOS. Uma pontuação de Mallampati mais elevada também aumenta a probabilidade de desenvolver AOS. Um aumento de um ponto na pontuação de Mallampati aumenta em 6 vezes a probabilidade de desenvolver AOS.[132]

As crianças que apresentem um elevado grau de suspeita de AOS, incluindo uma história de ressonar regular, um grau mais elevado de amígdalas e/ou uma pontuação de Mallampati elevada, devem ser encaminhadas para uma PSG para confirmar o diagnóstico.

A história do doente deve ser analisada em profundidade e deve ser utilizado um questionário validado, devendo ambos ser efectuados antes de solicitar uma PSG para o diagnóstico definitivo, de modo a evitar despesas desnecessárias.

Figura 7.1. Inquérito de Qualidade de Vida OSA-18 (Adaptado de Constatin et al. 2010)[12]

Evaluation of sleep-disordered breathing	None						All the time
Sleep disturbance (S)	1	2	3	4	5	6	7
Loud snoring?	1	2	3	4	5	6	7
Breath holding spells or pause in breathing at night?	1	2	3	4	5	6	7
Chocking or gasping sounds while a sleep?	1	2	3	4	5	6	7
Restless sleep or frequent awakening from sleep?	1	2	3	4	5	6	7
Physical suffering (P)	1	2	3	4	5	6	7
Mouth breathing because of nasal obstruction	1	2	3	4	5	6	7
Frequent colds or upper respiratory obstruction?	1	2	3	4	5	6	7
Nasal discharge or runny nose?	1	2	3	4	5	6	7
Difficulty in swallowing foods?	1	2	3	4	5	6	7
Emotional distress (E)	1	2	3	4	5	6	7
Mood swings or temper tantrums?	1	2	3	4	5	6	7
Aggressive or hyperactive behavior?	1	2	3	4	5	6	7
Discipline problems?	1	2	3	4	5	6	7
Daytime problems (D)	1	2	3	4	5	6	7
Excessive daytime drowsiness or sleepiness?	1	2	3	4	5	6	7
Poor attention span or concentration?	1	2	3	4	5	6	7
Difficulty getting out of bed in the morning?	1	2	3	4	5	6	7
Caregiver congress (C)	1	2	3	4	5	6	7
Caused you to worry about child's general health?	1	2	3	4	5	6	7
Created concern that child is not getting enough air?	1	2	3	4	5	6	7
Interfered with your ability to perform daily activities?	1	2	3	4	5	6	7
Made you frustrated?	1	2	3	4	5	6	7

Figura 7.2. Questionário Pediátrico do Sono (Adaptado de Chervin et al. 2000)[10]

Airway History			
Patients Age:	For internal use only:	• Exp	• Non-exp
Sex:	Number:	• Initial	• Final
If this patient is under the age of 18 please answer the following questions:			
While sleeping, does your child...			
...snore more than half the time?			☐Yes ☐No ☐Don't Know
...always snore?			☐Yes ☐No ☐Don't Know
...snore loudly?			☐Yes ☐No ☐Don't Know
...have "heavy" or loud breathing?			• Yes ☐No ☐Don't Know
...have trouble breathing, or struggle to breathe?			☐Yes ☐No ☐Don't Know
Have you ever seen your child stop breathing during the night?			☐Yes ☐No ☐Don't Know
Does your child...			
...tend to breathe through the mouth during the day?			• Yes ☐No ☐Don't Know
...have a dry mouth on waking up in the morning?			☐Yes ☐No ☐Don't Know
...occasionally wet the bed?			☐Yes ☐No ☐Don't Know
Does your child...			
...wake up feeling *un*-refreshed in the morning?			☐Yes ☐No ☐Don't Know
...have problem with sleepiness during the day?			☐Yes ☐No ☐Don't Know
Has a teacher or other supervisor commented that your child appears sleepy during the day?			☐Yes ☐No ☐Don't Know
Is it hard to wake your child up in the morning?			☐Yes ☐No ☐Don't Know
Does your child wake up with headaches in the morning			☐Yes ☐No ☐Don't Know
Did your child stop growing at a normal rate at any time since birth?			☐Yes ☐No ☐Don't Know
Is your child overweight?			☐Yes ☐No ☐Don't Know
This child often does not seem to listen when spoken to directly.			☐Yes ☐No ☐Don't Know
This child often has difficulty organizing tasks and activities.			☐Yes ☐No ☐Don't Know
This child is often easily distracted by extraneous stimuli.			☐Yes ☐No ☐Don't Know
This child often fidgets with hands or feet or squirms in seat.			☐Yes ☐No ☐Don't Know
This child is often "on the go" or often acts as if "driven by a motor".			☐Yes ☐No ☐Don't Know
This child often interrupts or intrudes on others (e.g. butts into conversations or games)			☐Yes ☐No ☐Don't Know
Have your child's tonsils/adenoids been removed?			☐Yes ☐No ☐Don't Know
And if so, when?			

Figura 7.3. 1 Questionário sobre os hábitos de sono das crianças (CSHQ) (Adaptado de Owens et al. 2020)[39]

BEDTIME Write in your child's usual bedtime: Weeknights _____:_____ am/pm Weekends _____:_____ am/pm					
	7 Always	5-6 Usually	2-4 Sometimes	1 Rarely	0 Never
1. Child goes to bed at the same time at night.	( )	( )	( )	( )	( )
2. Child falls asleep within 20 minutes after going to bed.	( )	( )	( )	( )	( )
3. Child falls asleep alone in own bed.	( )	( )	( )	( )	( )
4. Child falls asleep in parent's or sibling's bed.	( )	( )	( )	( )	( )
5. Child falls asleep with rocking or rhythmic movements.	( )	( )	( )	( )	( )
6. Child needs special object to fall asleep (doll, special blanket, stuffed animal, etc.).	( )	( )	( )	( )	( )
7. Child needs parent in the room to fall asleep.	( )	( )	( )	( )	( )
8. Child resists going to bed at bedtime.	( )	( )	( )	( )	( )
9. Child is afraid of sleeping in the dark.	( )	( )	( )	( )	( )

Figura 7.3.2 O Questionário sobre os hábitos de sono das crianças (CSHQ) (Adaptado de Owens et al. 2020)[39]

<u>**SLEEP BEHAVIOR**</u>

Write in your child's usual amount of sleep each day
(combining nighttime sleep and naps): _______ hours and _______ minutes

	7 Always	5-6 Usually	2-4 Sometimes	1 Rarely	0 Never
10. Child sleeps about the same amount each day.	( )	( )	( )	( )	( )
11. Child is restless and moves a lot during sleep.	( )	( )	( )	( )	( )

	7 Always	5-6 Usually	2-4 Sometimes	1 Rarely	0 Never
12. Child moves to someone else's bed during the night (parent, sibling, etc.).	( )	( )	( )	( )	( )
13. Child grinds teeth during sleep (your dentist may have told you this).	( )	( )	( )	( )	( )
14. Child snores loudly.	( )	( )	( )	( )	( )
15. Child awakens during the night and is sweating, screaming, and inconsolable.	( )	( )	( )	( )	( )
16. Child naps during the day.	( )	( )	( )	( )	( )

Write in the number of minutes the nap usually lasts: _______ minutes

Figura 7.3.3 O Questionário sobre os hábitos de sono das crianças (CSHQ) (Adaptado de Owens et al. 2020)[39]

WAKING DURING THE NIGHT

	7 Always	5-6 Usually	2-4 Sometimes	1 Rarely	0 Never
17. Child wakes up once during the night.	( )	( )	( )	( )	( )
18. Child wakes up more than once during the night.	( )	( )	( )	( )	( )

MORNING WAKE UP

Write in the time child usually wakes up in the morning: Weekdays   _____:_____ am/pm

Weekends _____:_____ am/pm

	7 Always	5-6 Usually	2-4 Sometimes	1 Rarely	0 Never
19. Child wakes up by him/herself.	( )	( )	( )	( )	( )
20. Child wakes up very early in the morning (or, earlier than necessary or desired).	( )	( )	( )	( )	( )
21. Child seems tired during the daytime.	( )	( )	( )	( )	( )
22. Child falls asleep while involved in activities.	( )	( )	( )	( )	( )

Figura 7.4. Classificação do tamanho das amígdalas (Adaptado de Kumar et al. 2015)[36]

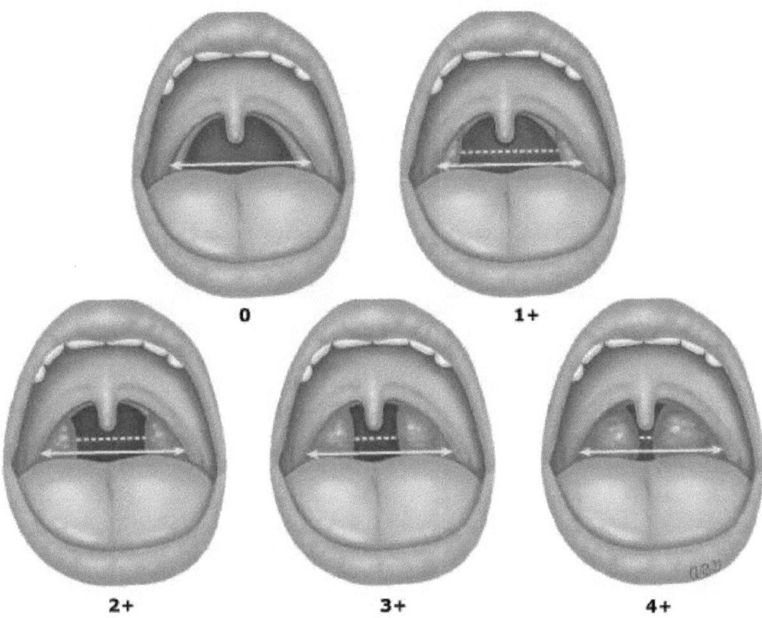

Figura 7.5. Classificação de Mallampati (Adaptado de Kumar et al. 2014)[9]

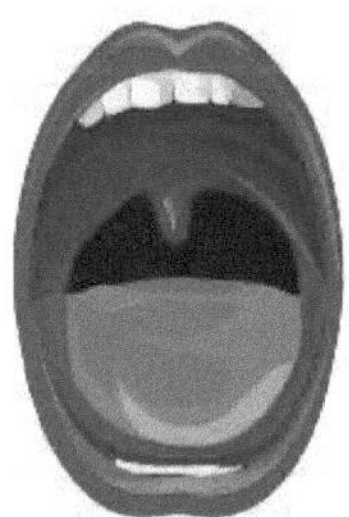
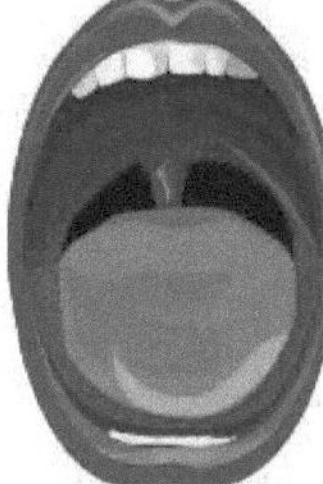
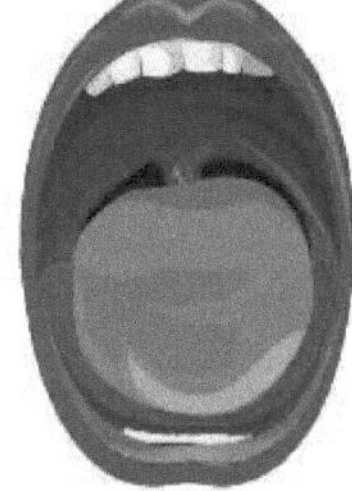
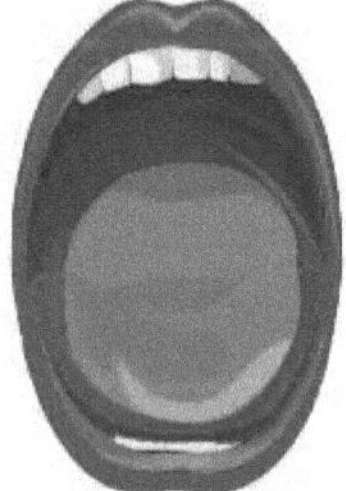
The Mallampati Score
CLASS I
Complete
visualization of
the soft palate
CLASS II
Complete
visualization
of the uvula
CLASS III
Visualization
of only the
base of the uvula
CLASS IV
Soft palate
is not
visible at all

Figura 7.6. Utilização do cefalograma lateral na AOS pediátrica (Adaptado de Savoldi et al. 2020)[82]

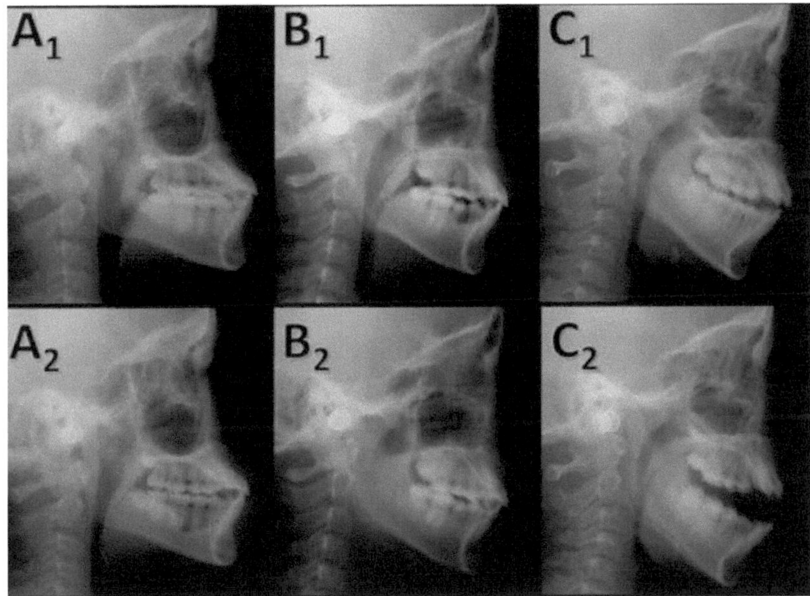
A₁
B₁
C₁
A₂
B₂
C₂

Tabela 7.1. Diferenças entre a PSG nocturna da AOS pediátrica e do adulto (Adaptado de Alsubie et al. 2017)[27]

PSG	AOS pediátrica	AOS em adultos
Definição de apneia	Cessação do fluxo de ar (queda da excursão do sinal de pico em 90%) durante pelo menos 2 ciclos respiratórios	Cessação do fluxo de ar (queda da excursão do sinal de pico em 90%) durante 10 segundos.
Obstrução	Obstrução parcial persistente das vias aéreas superiores (hipoventilação)	Obstrução franca e cíclica, parcial ou total, das vias aéreas superiores.
CO2 transcutâneo	Aumento da PaCO2	Em casos seleccionados
Excitações corticais	Baixa frequência de despertares secundários a eventos respiratórios (apenas 20% dos casos de apneia obstrutiva são seguidos de despertar cortical)	Normalmente, os episódios de apneia são seguidos de despertar.
Arquitetura do sono	Normal	Fragmentação do sono e diminuição da eficiência do sono
Gravidade da AOS	Ligeiro >1 e <5 eventos/hora Grave >10 eventos/hora	Ligeiro 5-15 eventos /hora Moderado 15- 30 eventos/hora

		Grave > 30 eventos/hora

Tabela 7.2. Níveis de PSG para o diagnóstico da AOS (Adaptado de Brouilette et al. 2001)[12]

Nível de PSG	Número de canais	Participou / Não participou
Nível I	≥7 canais	Sim
Nível II	≥7 canais	Não
Nível III	4-7 canais	Não
Nível 1V	1-2 canais	Não

CAPÍTULO 8

GESTÃO

A compreensão dos efeitos adversos da AOS para a saúde e as terapias para o tratamento da AOS evoluíram muito desde que Guilleminault, Eldridge e colegas, e Dement descreveram pela primeira vez a síndrome da AOS pediátrica no início da década de 1970. Em 2012, a Academia Americana de Pediatria estipulou directrizes actualizadas para o tratamento de crianças com Apneia Obstrutiva do Sono. (Quadro 8.1) Estas orientações dizem respeito a crianças saudáveis e excluem os bebés com menos de 1 ano de idade e as crianças com problemas médicos sistémicos ou craniofaciais, para as quais são necessárias modalidades de tratamento de maior qualidade.[132]

8.1 Tratamento cirúrgico

8.1.1. Adenotonsilectomia

Uma vez que a hipertrofia adenotonsilar é um fator que contribui significativamente para a AOS nas crianças, a remoção das amígdalas é o tratamento principal da AOS.[133] De facto, a adenotonsilectomia (AT) é considerada um tratamento eficaz para até 80% das crianças diagnosticadas com AOS. É o tratamento de primeira linha no tratamento da AOS em crianças com hipertrofia adenotonsilar. A TA reduziu o ressonar, a AOS, os problemas de peso, a enurese e os problemas de comportamento em crianças com AOS.

Embora nenhum procedimento cirúrgico esteja isento de riscos, o TA é geralmente seguro e bem tolerado, mesmo em pacientes pediátricos obesos. As directrizes da AAP sugerem que as crianças com anomalias cardíacas, especificamente hipertrofia ventricular esquerda ou direita, sejam monitorizadas em regime de internamento no pós-operatório, uma vez que apresentam um risco acrescido de complicações respiratórias após a TA.[134]

Apesar dos benefícios do TA, a AOS residual ocorre em 21% a 75% das crianças após o TA.[135] Até à data, ainda não foram estabelecidas as características demográficas e os critérios polissonográficos que prevejam eficazmente a AOS residual após TA em crianças.[136]

8.1.1.1. OSA residual

Existe uma incidência alarmante de AOS residual ou recorrente após o procedimento de adenotonsilectomia em crianças.[137] Conceptualmente, existem três categorias principais que estão implicadas no aparecimento da AOS residual: (i) (mal)desenvolvimento anatómico; (ii) deposição ou infiltração de tecido das vias aéreas superiores; e (iii) aumento da colapsabilidade das vias aéreas. O primeiro grupo é geralmente determinado no período pré-natal e inclui problemas como micrognatia, macroglossia e hipoplasia da face média. O segundo subgrupo de casos desenvolve-se normalmente após o nascimento, e o estreitamento das vias aéreas está normalmente presente quando ocorre obesidade ou deposição de substratos nas vias aéreas superiores, como ilustrado pelas mucopolissacaridoses. O terceiro subconjunto de colapsibilidade aumentada das vias aéreas superiores resulta normalmente de inflamação local, por exemplo, asma ou rinite alérgica, ou é consequência de perturbações nos reflexos neurais e de recrutamento disfuncional da musculatura das vias aéreas superiores, e é comummente observado em doentes com paralisia cerebral ou com doenças neuromusculares. Na maioria dos doentes com AOS, estão normalmente presentes vários factores contribuintes no mesmo doente. Tendo em conta a fisiopatologia geralmente multifatorial da AOS pediátrica, é pouco provável que a simples realização de TA seja suficiente para "curar" a doença na maioria dos doentes.[137]

8.2 Abordagem não cirúrgica

Os procedimentos cirúrgicos podem ser dolorosos e podem ocorrer complicações pós-operatórias, o que torna os tratamentos não invasivos uma opção útil para os doentes contra-indicados para cirurgia ou que têm AOS residual após a cirurgia.

8.2.1. Tratamento farmacológico

8.2.1.1. Corticosteróides nasais

Em 2001, um estudo conduzido por Brouilette e colegas afirmou que um curso de seis semanas de fluticasona intranasal ajudou a aliviar os sintomas da AOS.[138] A administração de corticosteróides sistémicos leva a uma redução do tamanho dos tecidos linfóides devido aos efeitos anti-inflamatórios e linfolíticos. Outros estudos confirmaram ainda mais a eficácia dos corticosteróides intranasais, quer isoladamente quer em combinação com outros agentes anti-inflamatórios.[139,131,136]

No entanto, num estudo realizado por Al Ghamdi et al em 1997, os corticosteróides não conseguiram provocar qualquer alteração positiva na AOS pediátrica.[140]

8.2.1.2. Montelucaste

Os leucotrienos são mediadores inflamatórios no sistema respiratório e estão envolvidos na propagação da inflamação em crianças com AOS. A administração de corticosteróides sistémicos leva a uma redução do tamanho dos tecidos linfóides devido a efeitos anti-inflamatórios e linfolíticos.[141]

Os leucotrienos (B4 e os Cys LT, C4, D4 e E4) podem mediar a inflamação nas vias aéreas superiores e inferiores ligando-se aos receptores Cys LT e têm sido implicados em alterações da função endotelial induzidas pela AOS. As vias dependentes da lipoxigenase estão de facto envolvidas na fisiopatologia da AOS em crianças e podem servir de alvo para o tratamento desta doença.[142]

8.2.2. *Perda de peso*

Nos últimos anos, a ligação entre a obesidade e a apneia obstrutiva do sono (AOS) pediátrica tem recebido cada vez mais atenção. A AOS resulta de uma obstrução parcial prolongada das vias aéreas superiores e/ou de uma obstrução completa intermitente que perturba a respiração normal durante o sono, e as crianças com excesso de peso ou obesidade correm maior risco de ter AOS do que as crianças com peso normal.[37] As taxas de prevalência são tão elevadas como 24-61% em crianças com excesso de peso/obesidade.[143] O controlo da perda de peso pode ser fundamental para o tratamento da AOS relacionada com a obesidade em crianças e adolescentes. [144]

Em um estudo feito por Andersen et al em 2019,[144] A AOS (IAH $\geq$2) foi investigada usando um dispositivo portátil de sono tipo 3 (Nox T3) em crianças e adolescentes de 7 a 18 anos com sobrepeso ou obesidade (pontuação de desvio padrão do índice de massa corporal (IMC SDS) > 1,28) na inscrição em uma clínica de tratamento multidisciplinar de sobrepeso e obesidade de cuidados crônicos. Os indivíduos com AOS foram incluídos de forma prospetiva e longitudinal. Foi efectuado um exame de seguimento do sono após 6 e 12 meses da data de início, acompanhado de medições antropométricas.

No início do estudo, foram incluídas 62 crianças com AOS (mediana de idade = 13,4 anos, mediana de IMC SDS = 3,16). Um total de 55 das 62 crianças (89%) compareceu ao primeiro acompanhamento e 29 das 34 crianças (85%) com AOS residual compareceram ao segundo acompanhamento. No final do estudo, o IAH estava normalizado em 27 das 62 crianças (44%). Em uma análise de regressão linear múltipla, a diminuição do IMC SDS foi associada à diminuição do IAH no primeiro acompanhamento (p = 0,02), independentemente do sexo; idade; estágio da puberdade na linha de base; hipertrofia tonsilar na linha de base; IAH na linha de base; IMC SDS na linha de base; e tempo de acompanhamento. Não houve associação entre a mudança no SDS do IMC e a mudança no IAH do primeiro para o segundo acompanhamento (p = 0,81).

A AOS melhorou durante o tratamento da obesidade, e a redução do IMC SDS foi significativamente associada à redução do IAH após cerca de seis meses de tratamento. Isto indica que o tratamento da obesidade deve ser considerado entre os tratamentos de primeira linha da AOS em crianças e adolescentes afectados pela obesidade.[144]

8.3. Pressão positiva contínua nas vias respiratórias (CPAP)

A terapia CPAP envolve um dispositivo que gera pressão positiva nas vias aéreas a pressões variáveis, medidas em centímetros de pressão de água. O aparelho de CPAP tem de fornecer pressões que excedam a pressão crítica de fecho da via aérea superior (faringe) para manter uma via aérea aberta durante todo o ciclo respiratório e pode ser utilizado a curto prazo em doentes que aguardam intervenções. Também pode ser utilizado a longo prazo, particularmente nos doentes para os quais não são indicadas ou desejadas outras intervenções, ou em doentes com anomalias craniofaciais graves ou sindrómicas.

A terapia CPAP envolve um dispositivo que gera pressão positiva nas vias aéreas a pressões variáveis, medidas em centímetros de pressão de água. A máquina de CPAP tem de fornecer pressões que excedam a pressão crítica de fecho da via aérea superior (faringe) para manter uma via aérea aberta durante todo o ciclo respiratório.[145] Recomenda-se um acompanhamento cuidadoso e atento após o início do CPAP, o que é fundamental para garantir uma terapia médica correcta e segura. Normalmente, os profissionais de medicina do sono, pneumologistas e intensivistas administram a terapia com CPAP. Os profissionais de saúde devem consultar os pacientes e as famílias para garantir que o equipamento adequado foi recebido e que as configurações foram programadas com precisão. O facto de as famílias levarem o equipamento CPAP, pelo menos, à primeira consulta de acompanhamento pode facilitar este processo e permitir que quaisquer ajustes necessários ocorram rapidamente. Além disso, as máquinas mais recentes permitem agora o acesso na nuvem aos dados da terapia CPAP, permitindo que a equipa de medicina do sono ou de pneumologia verifique remotamente a adesão e a eficácia da terapia. O IAH nem sempre é preciso e, portanto, esses dados devem ser avaliados no contexto de outros fatores; no entanto, idealmente, o IAH deve ser <1/h. A fuga de ar medida deve ser menor do que a fuga de ar "esperada", dependendo do tipo de máquina CPAP utilizada.[146]

Embora a utilização generalizada de CPAP em crianças com DRS tenha sido dificultada pela falta de máscaras de tamanho adequado às crianças, esta situação está a ser lentamente corrigida nos últimos anos. Vários relatórios salientaram a capacidade de utilizar o CPAP em crianças e bebés com DRS, especialmente em crianças com anomalias craniofaciais graves (por exemplo, sequência de Pierre Robin, síndrome de Treacher-Collins), síndrome de Down, obesidade mórbida ou fraqueza muscular das vias respiratórias superiores (por exemplo, paralisia cerebral).

Num estudo realizado por Marcus et al em 2012, em 52 crianças, concluiu-se que existem benefícios claros na terapia com CPAP, tanto do ponto de vista financeiro como da qualidade de vida e, mais importante ainda, do ponto de vista cognitivo e comportamental, em que a adesão subóptima (utilização média de apenas 170 ± 145 min/noite) entre 52 crianças resultou em melhorias significativas na capacidade de atenção, sonolência, internalização e pontuação total dos sintomas comportamentais, e qualidade de vida relatada pelo cuidador e pela criança.[147]

Embora os benefícios da terapia com CPAP sejam evidentes, alguns problemas e preocupações merecem ser mencionados, para além de uma adesão subóptima. São frequentes as úlceras de pressão na ponte nasal provocadas pelas máscaras, a distensão abdominal, a secura oronasal, a irritação ocular e o desconforto geral provocado pelas fugas de ar. Além disso, quando a PAP é implementada numa idade muito jovem, pode ocorrer o achatamento do terço médio da face ou a retrusão maxilar devido à pressão prolongada da máscara sobre as estruturas faciais em crescimento, que devem ser cuidadosamente monitorizados com fotografias digitais.[137]

8.4. Procedimentos dentários

Foi demonstrado que a presença de constrição palatina está associada à presença de AOS na infância, pelo que a expansão palatina rápida é normalmente utilizada em doentes jovens para expandir a maxila superior e é também reconhecida como um tratamento adicional válido em crianças com AOS. Vários estudos demonstraram a eficácia da expansão da maxila para induzir o alargamento da parte anterior do espaço orofaríngeo e nasal e a redução da resistência nasal à passagem do fluxo de ar.[148]

8.4.1. *Expansão rápida da maxila*

A expansão rápida da maxila é um procedimento ortodôntico que alarga as vias respiratórias através do aumento da largura do palato duro, utilizando um dispositivo dentário fixado sobre os dentes maxilares e um parafuso de expansão que o acompanha.[149] A ERM resulta no alargamento da maxila por osteogénese de distração, que foi definida há mais de 100 anos por Gavriel Ilizarov como "indução mecânica de osso novo entre duas superfícies ósseas que são gradualmente distraídas".[150]

A sutura palatina mediana é formada pela junção de três pares de ossos opostos, nomeadamente a pré-maxila, a maxila e os palatinos. Os estágios de desenvolvimento estudados por Bjork e Helm[151] foram os seguintes:

Primeira fase: Abrange o período infantil. A sutura é muito larga e em forma de Y, com o osso vomerino colocado num sulco em forma de V entre as duas metades da maxila.

Segunda fase: No período juvenil, a sutura apresenta-se mais ondulada.

Terceira fase: No período da adolescência, a sutura é caracterizada por um trajeto mais tortuoso com interdigitações crescentes.

A sutura palatina mediana fecha aos 11-13 anos nas mulheres e aos 14-16 nos rapazes. [152]

A ERM resulta em grandes alterações nas estruturas basais da mandíbula e do maxilar. A aplicação de força é superior a 5 onças e a taxa de separação varia de 0,2 a 0,5 mm / dia. O tempo necessário para a conclusão do tratamento pode variar de 1 a 4 semanas. [153]

Ashok et al em 2014[154] sugeriram que a Expansão Rápida da Maxila (ERM) pode ser uma abordagem útil para lidar com a respiração anormal durante o sono. Pode ser muito útil para pacientes com desvio do septo, um problema que é frequentemente congénito e talvez geneticamente determinado.

A ERM e os movimentos ortodônticos associados também podem melhorar indiretamente o espaço orofaríngeo, modificando a postura de repouso da língua. Dois estudos realizados por Pirelli P et al, em 2004, e Villa D et al, em 2007, mostraram a normalização dos parâmetros e sintomas do polissonograma com o uso dessa técnica em crianças com restrição maxilar e má oclusão dentária.[155]

Num estudo realizado por Galeotti e colegas em 2023, para avaliar as alterações cefalométricas nas dimensões das vias aéreas superiores após a expansão rápida do palato em crianças que sofrem de Apneia Obstrutiva do Sono. Os pacientes foram tratados com expansor palatino rápido cimentado com cimento de ionómero de vidro. Foram utilizadas duas bandas ancoradas nos segundos molares superiores decíduos ou nos primeiros molares superiores permanentes, ou expansor palatal rápido do tipo bite block (expansor Mc Namara). O expansor palatino rápido foi construído com um parafuso central que tem de ser ativado para abrir a sutura palatina média. (Figura 8.1) O parafuso de expansão foi colocado o mais próximo possível da abóbada palatina para exercer força no centro de resistência dos molares superiores e produzir efeitos ortopédicos no maxilar superior. A expansão foi realizada uma volta por dia (0,25 mm/volta) até que as cúspides palatinas dos molares superiores estivessem em contacto com as cúspides vestibulares dos molares inferiores. No final do período de expansão, o RPE foi mantido no lugar como um retentor por 9 meses. A duração média e o desvio padrão da terapia foi de 13,2 ± 3,6 meses.

8.4.2. *Outros aparelhos orais*

Os aparelhos orais, incluindo os dispositivos linguais e os dispositivos de avanço mandibular, deslocam a língua e a mandíbula para a frente e para longe da faringe posterior para melhorar a permeabilidade das vias respiratórias superiores.[156]

Foram concebidos e testados vários aparelhos dentários/orais com resultados aparentemente bons na melhoria do fornecimento de oxigénio, reduzindo os episódios de colapso das vias aéreas. Estes aparelhos são construídos para corrigir anomalias das vias aéreas superiores e para manter a permeabilidade das vias aéreas através da estabilização do palato mole e do aumento do diâmetro longitudinal das vias aéreas orofaríngeas posteriores através da protrusão mandibular.[157]

Antes de iniciar o tratamento, é necessária uma avaliação clínica exaustiva do doente pediátrico com AOS. Em crianças saudáveis com AOS, os estudos cefalométricos demonstraram que estas têm um espaço aéreo posterior mais estreito, com anomalias na mandíbula, na orientação oclusal e vertical. Nos casos de hipertrofia adenoideana, a criança tende a estender a cabeça para aumentar o espaço da via aérea posterior, que puxa para a mandíbula, resultando em respiração bucal e constrição transversal da maxila. Nas crianças com uma síndrome genética, as alterações craniofaciais associadas são mais proeminentes, pelo que a AOS é mais frequente e potencialmente de maior gravidade. Cerca de 180 síndromes genéticas parecem estar associadas a craniossinostoses, das quais 68% podem ser diagnosticadas com AOS.[158]

Existem dois tipos principais de intervenções ortodônticas que podem ser efectuadas. Um dispositivo de reposicionamento mandibular[159] (Figura 8.2) aumenta a área da hipofaringe, deslocando anteriormente a mandíbula e a base da língua. Pode ser utilizado em doentes com apneia do sono ligeira a moderada ou em casos de fraca tolerância à PAP nas formas graves.[160] Os dispositivos que aplicam força de tração para manter a mandíbula numa posição anterior são conhecidos como dispositivos de avanço mandibular.[161] Os aparelhos de avanço mandibular realizam um movimento anterior e inferior da mandíbula, gerando variações anatómicas na UA que permitem um aumento da área faríngea. Esse movimento estabiliza e fixa a mandíbula e o osso hioide, impedindo a posterorotação dessas estruturas durante o decúbito, evitando o bloqueio da via aérea.

Outros dispositivos podem melhorar a permeabilidade das vias aéreas empurrando a língua e a mandíbula anteriormente e apresentam bons resultados no que respeita aos sintomas e parâmetros da AOS.[162]

Intervention	Guideline	Strength of Evidence†
AT	First-line treatment for a child with OSA and clinical examination consistent with AT hypertrophy and no surgical contraindication. High-risk patients, including those with craniofacial anomalies, should be monitored as inpatients.	Recommendation
CPAP	Refer for CPAP if OSA persists after AT or if AT is not performed. CPAP settings are individual and must be titrated over time. Objective monitoring of adherence is important.	Recommendation
Weight loss	Recommend as a treatment adjunct if the patient is obese or overweight. The degree of weight loss required is unknown.	Recommendation
Intranasal corticosteroids	May prescribe for children with mild OSA in whom adenotonsillectomy is contraindicated or for children with mild postoperative OSA (AHI <5/hr).	Option
Reevaluation	All patients with OSA should be clinically reassessed after approximately 6–8 wk of therapy for persisting signs and symptoms; high-risk patients should be monitored with an objective test or referred to a sleep specialist.	Recommendation

Figura 8.1. Expansão rápida da maxila para AOS pediátrica (Adaptado de Galeotti et al 2023)[140]

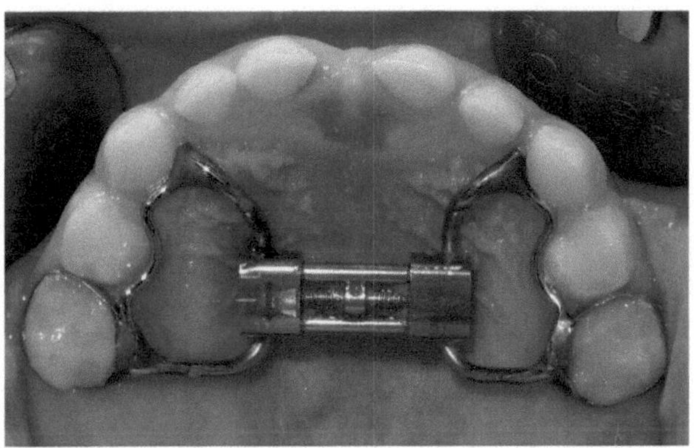

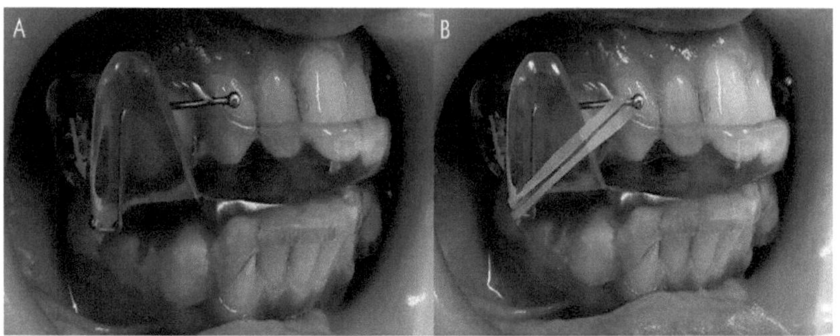

A- Sem elásticos B- Com elásticos

CAPÍTULO 9

BIBLIOGRAFIA

1 Showler L, Ali Abdelhamid Y, Goldin J, Deane AM. Sleep during and following critical illness: Uma revisão narrativa. World J Crit Care Med 2023 Jun 9;12(3):92-115.

2 Karen J Marcdante e Robert M Kliegman. Sono normal e distúrbios pediátricos do sono. Nelson Essentials of Pediatrics, 7ªed. Elsevier Publicações 2014;p: 47-50.

3 Veasey SC, Rosen IM. Apneia obstrutiva do sono em adultos. N Engl J Med 2019;380(15):1442-9.

4 El Shakankiry HM. Fisiologia do sono e distúrbios do sono na infância. Nat Sci Sleep 2011 Sep 6;3:101-14.

5 Rana M, Riffo Allende C, Mesa Latorre T, Rosso Astorga K, Torres AR. Sono em crianças: fisiologia e atualização de uma revisão da literatura. Medicina (B Aires) 2019;79 Suppl 3:25-28.

6 Brouillette RT, Fernbach SK, Hunt CE. Apneia obstrutiva do sono em bebés e crianças. J Pediatr 1982; 100: 31-40.

7 Burman D. Distúrbios do sono: Distúrbios respiratórios relacionados com o sono. FP Essent. 2017 Sep;460:11-21.

8 Prabhat K, Goyal L, Bey A, Maheshwari S. Recent advances in the management of obstructive sleep apnea: A perspetiva dentária. J Nat Sci Bio Med 2012; 3(2):113.

9 Ionescu Clara Mihaela. O sistema respiratório humano. Springer Publications, Londres; 2013: p 13-22.

10 Slowik JM, Sankari A, Collen JF. Obstructive Sleep Apnea (Apneia Obstrutiva do Sono). In: StatPearls. Treasure Island (FL): StatPearls Publishing; 2023 Jan.

11 Savini S, Ciorba A, Bianchini C, Stomeo F, Corazzi V, Vicini C, Pelucchi S. Avaliação da apneia obstrutiva do sono (AOS) em crianças: uma atualização. Ata Otorhinolaryngol Ital 2019 Oct;39(5):289-297.

12 Chervin RD, Archbold KH, Dillon JE, et al. Desatenção, hiperatividade e sintomas de perturbações respiratórias do sono. Pediatr 2002 Dec; 109(3):449-456.

13 Chervin RD, Ruzicka DL, Archbold KH, et al. Snoring predicts hyperactivity four years later. Sleep 2005; 28(7):885-890.

14 Bixler EO, Vgontzas AN, Lin HM, Liao D, Calhoun S, Vela-Bueno A, et al. Distúrbios respiratórios do sono em crianças numa amostra da população geral: prevalência e factores de risco. Sleep Jul 2009;32(6):731-736.

15 Lumeng JC, Chervin RD. Epidemiology of pediatric obstructive sleep apnea (Epidemiologia da apneia obstrutiva do sono pediátrica). Proc Am Thorac Soc 2008 May;5(2):242-52.

16 Li AM, So HK, Au CT, Ho C, Lau J, Ng SK, Abdullah VJ, Fok TF, Wing YK. Epidemiologia da síndrome da apneia obstrutiva do sono em crianças chinesas: um estudo comunitário em duas fases. Thorax 2010 Nov;65(11):991-7.

17 Tsukada E, Kitamura S, Enomoto M, Moriwaki A, Kamio Y, Asada T, Arai T, Mishima K. Prevalence of childhood obstructive sleep apnea syndrome and its role in daytime sleepiness. PLoS One. 2018 Oct 3;13(10):e0204409

18 Baidas L, Al-Jobair A, Al-Kawari H, Al-Shehri A, Al-Madani S, Al-Balbeesi H. Prevalência de distúrbios respiratórios do sono e associações com sintomas orofaciais entre crianças sauditas do ensino primário. BMC Oral Health 2019 Mar 12;19(1):43.

19 Goyal A, Pakhare AP, Bhatt GC, Choudhary B, Patil R. Association of pediatric obstructive sleep apnea with poor academic performance: Um estudo de base escolar da Índia. Lung India 2018 Mar-Abr;35(2):132-136.

20 Dr. Nageswara Reddy Yamasani, & Dr. Naveen Kumar Reddy. Prevalência de apneia obstrutiva do sono e apneia central em crianças com excesso de peso e obesas. Revisão Pediátrica: Int J Pediatr Res 2016; 3(1), 57-62.

21 Gupta R, Ali R, Verma S, Joshi K, Dhyani M, Bhasin K, et al. Estudo dos distúrbios do sono em crianças pequenas utilizando a versão hindi traduzida e validada do questionário pediátrico do sono. J Neurosci Rural Pract 2017;8:165-9.

22 Jalan Paridhee, Sarma Trisha Das, Chandra Biswaroop, Kundu Gautam Kumar. Prevalência do risco de desenvolver apneia obstrutiva do sono em crianças bengalis utilizando o questionário pediátrico do sono. J Neurosci Rural Pract 2019 Mar-Abr;9(1):18-22.

23 K. R. Bharath Kumar Reddy. Profile of paediatric sleep patients and polysomnography findings: Experiência de uma clínica pediátrica exclusiva do sono na Índia. Karnat Ped J 2021 Mar; 36(3);119-122.

24 Pattanaik, Snigdha & R, Rajagopal & Mohanty, Neeta & Pattanaik, Swati. Prevalence Of Obstructive Sleep Apnea In An Indian Population (Prevalência de Apneia Obstrutiva do Sono numa População Indiana): Usando o Questionário Stopbang. Asi J Pharmac Clin Res 2018 Apr; 43(2);63-69.

25 Katz ES, D'Ambrosio CM. Pathophysiology of pediatric obstructive sleep apnea. Proc Am Thorac Soc 2008 Feb 15;5(2):253-62.

26 Suen, J.S., Arnold, J.E., Brooks, L.J. Adenotonsilectomia para tratamento da apneia obstrutiva do sono em crianças. Arch Otolaryngol Head Neck Surg 1996 Feb 121(1);525-530.

27 Isono, S., Remmers, J.E., Tanaka, A., Sho, Y., Sato, J., Nishino, T. Anatomia da faringe em pacientes com apneia obstrutiva do sono e em indivíduos normais. J Appl Physiol 1996 Feb 82;1319-1326.

28 Vaughn, V.C., 1983. Crescimento e desenvolvimento. Em: Behrman, R.E., Vaughn, V.C. (Eds.), Nelson Textbook of Pediatrics. Saunders, Philadelphia, PA, pp. 10-38

29 Redline, S., Tishler, P.V., Schluchter, M., Aylor, J., Clark, K., Graham. Risk factors for sleep-disordered breathing in children. Associações com obesidade, raça e problemas respiratórios. Am J Respir Crit Care Med Marc 1999 159; 1527-1532

30 Weiner, D., Mitra, J., Salamone, J., Cherniack, N.S. Effects of chemical stimuli on nerves supplying upper airway muscles. J Appl Physiol 1982 Mar 52;530-536.

31 Hudgel, D.W., Hendricks, C., Dadley, A. Alterações no padrão de apneia obstrutiva induzidas por alterações nas concentrações inspiradas de oxigénio e dióxido de carbono. Am Rev Respir Dis 1988 Jul 138;16-19.

32 Yoshizawa, T., Akashiba, T., Kurashina, K., Otsuka, K., Horie, T. Genetics and obstructive sleep apnea syndrome: a study of human leukocyte antigen (HLA) typing. Int Med 1993 Mar 32(2);94-97.

33 Marcus, C.L., Greene, M.G., Carroll, J.L. Pressão arterial em crianças com apneia obstrutiva do sono. Am J Respir Crit Care Med 1998 Jun 157;1098-1103.

34 Garay, S.M., Rapoport, D., Sorkin, B., Epstein, H., Feinberg, I., Goldring, R.M. Regulation of ventilation in the obstructive sleep apnea syndrome. Am Rev Respir Dis 1981 Dec 124; 451-457.

35 Lin, C. Effect of nasal CPAP on ventilatory drive in normocapnic and hypercapnic patients with obstructive sleep apnoea syndrome. Eur Respir J 1994 Mar 7;2005-2010.

36 Malhotra A, Owens RL. O que é a apneia central do sono? Respir Care 2010 Sep;55(9):1168-78

37 Gouthro K, Slowik JM. Pediatric Obstructive Sleep Apnea (Apneia Obstrutiva do Sono Pediátrica). 2023 maio 1. Em: StatPearls. Treasure Island (FL): StatPearls Publishing; 2023 Jan-.

38 Tan YH, How CH, Chan YH, Teoh OH. Abordagem da criança que ressona. Singapore Med J 2020 Apr;61(4):170-175

39 de Pochat, V. D., Alonso, N., Mendes, R. R., Cunha, M. S., Menezes, J. V. Patência nasal após rinoplastia aberta com spreader grafts. J. Plastic Reconst Aesthetic Surg 2011 Apr;65:732-738.

40 Izu SC, Itamoto CH, Pradella-Hallinan M, Pizarro GU, Tufik S, Pignatari S. Síndrome da apneia obstrutiva do sono (SAOS) em crianças respiradoras bucais. Braz J Otorhinolaryngol Jun 2010;76(5):552-556.

41 Sun C, Xu Y, Luo C, Li Q. Relação entre enurese e síndrome da apneia-hipopneia obstrutiva do sono em crianças. J Int Med Res 2020 Dec;48(12):34-41.

42 Li Z, Celestin J, Lockey RF. Síndrome da Apnéia do Sono Pediátrica: Uma atualização. J Allergy Clin Immunol Pract 2016 Set-Out;4(5):852-61.

43 Urbano GL, Tablizo BJ, Moufarrej Y, Tablizo MA, Chen ML, Witmans M. The Link between Pediatric Obstructive Sleep Apnea (OSA) and Attention Deficit Hyperactivity Disorder (ADHD). Children (Basel) 2021 Sep;8(9):824-829.

44 Wu J., Gu M., Chen S., Chen W., Ni K., Xu H., Li X. Factores Relacionados com a Síndrome da Apneia-Hipopneia Obstrutiva do Sono Pediátrica em Crianças com Perturbação do Défice de Atenção e Hiperatividade em Diferentes Grupos Etários. Medicine 2017 Sep; 8(12):34-41.

45 Van Hoorenbeeck K, Verhulst SL. Complicações metabólicas e apneia obstrutiva do sono em crianças obesas: hora de acordar! Am J Respir Crit Care Med 2014 Jan;189(1):13-15.

46 Narang I, Mathew JL. Obesidade infantil e apneia obstrutiva do sono. J Nutr Metab 2012;20(12):13-18.

47 Dumortier L, Bricout VA. Síndrome da apneia obstrutiva do sono em adultos com síndrome de down: Causas e consequências. É uma questão de "galinha e ovo"? Neurosci Biobehav Rev 2020 Jan;108:124-138.

48 ElMallah M, Bailey E, Trivedi M, Kremer T, Rhein LM. Pediatric Obstructive Sleep Apnea in High-Risk Populations: Implicações clínicas. Pediatr Ann 2017 Sep 01;46(9)336-339.

49 Jaleel Z, Schaeffer T, Trinh C, Cohen MB, Levi JR. Prematuridade: Um fator prognóstico para o aumento da gravidade da apneia obstrutiva do sono pediátrica. Laryngoscope 2021 Aug;131(8):1909-1914.

50 Gouthro K, Slowik JM. Apneia Obstrutiva do Sono Pediátrica. [Atualizado a 1 de maio de 2023]. Em: StatPearls [Internet]. Treasure Island (FL): StatPearls Publishing; 2023 Jan-

51 Alsubie HS, BaHammam AS. Apneia obstrutiva do sono: As crianças não são pequenos adultos. Paediatr Respir Rev 2017 Jan;21:72-79.

52 Reflexos orais e faríngeos no sistema nervoso dos mamíferos: sua complexidade diversificada e o papel central da língua. Crit Rev Oral Biol Med 2002 Mar;23:409-425

53 Mastigação e deglutição: uma visão geral. Br Dent J 1992 Jun;179:197-206.

54 Avanços recentes no controlo sensorimotor da laringe para a voz, a fala e a deglutição. Curr Opin Otolaryngol Head Neck Surg Jun 2004;21(3):160-165.

55 Avanços recentes no controlo sensorimotor da laringe para a voz, a fala e a deglutição. Curr Opin Otolaryngol Head Neck Surg 2004 Jun;12:160-165.

56 Efeitos da posição mandibular e da postura corporal na permeabilidade nasal em indivíduos normais acordados

57 Neelapu BC, Kharbanda OP, Sardana HK, Balachandran R, Sardana V, Kapoor P, Gupta A, Vasamsetti S. Craniofacial and upper airway morphology in adult obstructive sleep apnea patients: Uma revisão sistemática e meta-análise de estudos cefalométricos. Sleep Med Rev 2017 Feb;31:79-90.

58 Flemons WW. Clinical practice. Ostructive sleep apnea. N Engl J Med 2002 Aug 15;347(7):498-504.

59 Goldstein NA, Fatima M, Campbell TF, Rosenfeld RM. Comportamento da criança e qualidade de vida antes e depois da amigdalectomia e adenoidectomia. Arch Otolaryngol Head Neck Surg 2002;128(7):770-5.

60 Urbano, G.L.; Tablizo, B.J.; Moufarrej, Y.; Tablizo, M.A.; Chen, M.L.; Witmans, M. A ligação entre a apneia obstrutiva do sono pediátrica (AOS) e o transtorno de déficit de atenção e hiperatividade (TDAH). Crianças 2021 Dez;8:824-827.

61 Youssef, N.A.; Ege, M.; Angly, S.S.; Strauss, J.L.; Marx, C.E. Is Obstructive Sleep Apnea Associated with ADHD? Ann Clin Psychiatry 2011 Feb;4(23):213-224.

62 Gozal, D.; Crabtree, V.M.; Sans Capdevila, O.; Witcher, L.A.; Kheirandish-Gozal, L. C-Reactive Protein, Obstructive Sleep Apnea, and Cognitive Dysfunction in School-Aged Children. Am J Respir Crit Care Med 2007 May;34(12):188-193.

63 Tauman, R.; Ivanenko, A.; O'Brien, L.M.; Gozal, D. Plasma C-Reactive Protein Levels Among Children with Sleep-Disordered Breathing. Pediatrics 2004 Jun;113:564-569.

64 Beebe, D.W.; Gozal, D. Obstructive Sleep Apnea and the Prefrontal Cortex: Towards a Comprehensive Model Linking Noturnal Upper Airway Obstruction to Daytime Cognitive and Behavioral Deficits. J Sleep Res 2002 Jun;11(3):1-16.

65 Chan KL, Shi L, So HK, Wang D, Liew AWC, Rasalkar DD, Chu CW, Wing JK, Li AM. Disfunção neurocognitiva e défice de densidade da massa cinzenta em crianças com apneia obstrutiva do sono. Sleep Med 2014 May;15:1055-1061.

66 Landau YE, Bar-Yishay O, Greenberg-Dotan S, Goldbart AD, Tarasiuk A, Asher T. Prejuízo do funcionamento comportamental e neurocognitivo de crianças pré-escolares com apneia obstrutiva do sono. Pediatr Pulmol 2012 Jun;47:180-8.

67 Rosen CL, Storfer-Isser A, Taylor HG, Kirchner HL, Emancipator JL, Redline S. Increased behavioral morbidity in school-aged children with sleepdisordered breathing. Pediatrics 2004 Nov;114:1640-648.

68 Bourke RS, Anderson V, Yang JSC, Jackman AR, Killedar A, Nixon GM, Davey MJ, Walker AM, Trinder J, Horne RSC. A função neurocomportamental é prejudicada em crianças com todas as gravidades de distúrbios respiratórios do sono. Sleep Med 2011 Dec;12:222-229.

69 Csábi E, Gaál V, Hallgató E, Schulcz RA, Katona G, Benedek P. Aumento de problemas comportamentais em crianças com distúrbios respiratórios do sono. Ital J Pediatr 2022 Sep; 48(1):173-178.

70 Sun C, Xu Y, Luo C, Li Q. Relação entre enurese e síndrome da apneia-hipopneia obstrutiva do sono em crianças. J Int Med Res 2020 Dec;48(12):75-81.

71 Su MS, Li AM, So HK, et al. Enurese Nocturna em Crianças: Prevalence, Correlates, and Relationship with Obstructive Sleep Apnea. J Pediatr 2011 Jun;159:238-242.

72 Kuwertz-Broking E e Von Gontard A. Gestão clínica da enurese nocturna. Pediatr Nephrol 2017 Jan;12(2):34-39.

73 Alexopoulos EI, Malakasioti G, Varlami V, et al. A enurese nocturna está associada a apneia obstrutiva do sono moderada a grave em crianças com ronco. Pediatr Res 2014 May;76: 555-559.

74 Alexopoulos EI, Malakasioti G, Varlami V, et al. A enurese nocturna está associada a apneia obstrutiva do sono moderada a grave em crianças com ronco. Pediatr Res 2014 Jun;76:555-559.

75 Carroll JL, McColley SA, Marcus CL, Curtis S, Loughlin GM. Inabilidade da história clínica para distinguir o ronco primário da síndrome da apneia obstrutiva do sono em crianças. Chest Jun 1995;108:610-618.

76 Lee, Jiwon; Na, Geonyoub; Joo, Eun Yeon; Lee, Munhyang; Lee, Jeehun (2017). Características clínicas e polissonográficas da sonolência diurna excessiva em crianças. Sleep and Breathing, (), -. doi:10.1007/s11325-017-1545-y

77 Krueger JM. The role of cytokines in sleep regulation (O papel das citocinas na regulação do sono). Curr Pharm Des 2008 Jun;14:3408-3416.

78 Beebe DW, Ris MD, Kramer ME, Long E, Amin R. The association between sleep disordered breathing, academic grades, and cognitive and behavioral functioning among overweight subjects during middle to late childhood. Sleep 2010 Jun;33:1447- 14456.

79 Goyal A, Pakhare AP, Bhatt GC, Choudhary B, Patil R. Association of pediatric obstructive sleep apnea with poor academic performance: Um estudo baseado na escola da Índia. Lung India 2018 Sept;35:132-136.

80 Blunden S, Lushington K, Kennedy D, Martin J, Dawson D. Behavior and neurocognitive performance in children aged 5-10 years who snore compared to controls. J Clin Exp Neuropsychol 2000 Jun;22(5):554-568.

81 Best JR, Miller PH, Naglieri JA. Relações entre a função executiva e o desempenho académico dos 5 aos 17 anos de idade numa amostra nacional grande e representativa. Learn Individ Differ 2011 Jun;21(4): 327-336.

82 Luo R, Schaughency E, Gill A, Lobb C, Galland B. Distúrbios respiratórios do sono, funcionamento executivo e cognitivo e desempenho académico numa amostra de crianças da Nova Zelândia: uma abordagem de modelação de equações estruturais (SEM). Sleep 2013 Jun;36(2):344-351.

83 Brock LL, Rimm-Kaufman SE, Nathanson L, Grimm KJ. The contributions of "hot" and "cool" executive function to children's academic achievement, learning-related behaviors, and engagement in kindergarten. Early Child Res Q Sept 2009;24(3):337-349.

84 Moreno MA. Conselhos para os pacientes. Tratamento de dores de cabeça em crianças e adolescentes. JAMA Pediatr 2013 Jun;167:308-312.

85 Paiva T, Batista A, Martins P, et al. A relação entre cefaleias e perturbações do sono. Headache 1995 Set;35:590-596.

86 Kudrow L, McGinty DJ, Phillips ER, et al. Sleep apnea in cluster headache. Cephalalgia 1984 May;4:33-38.

87 Miller VA, Palermo TM, Powers SW, et al. Migraine headaches and sleep disturbances in children. Headache 2003 Sept;43:362-368.

88 Guidetti V, Galli F, Fabrizi P, et al. Headache and psychiatric comorbidity. Cefalalgia 1998 maio;18:455-462.

89 Mitsikostas DD, Viskos A, Papadopoulos D. Sleep and headache: A relação clínica. Headache 2010 Sept;50:1233-1245.

90 Kondamudi NP, Khetarpal S. Apnea in Children. [Atualizado em 2023 Ago 12]. Em: StatPearls [Internet]. Treasure Island (FL): StatPearls Publishing; 2023 Jan-.

91 Isono S, Shimada A, Utsugi M, Konno A, Nishino T. Comparação das propriedades mecânicas estáticas da faringe passiva entre crianças normais e crianças com distúrbios respiratórios do sono. Am J Respir Crit Care Med 1998 Jan;157:1204-1212.

92 Marcus CL, Curtis S, Koerner CB, et al. Avaliação da função pulmonar e polissonografia em crianças e adolescentes obesos. Pediatr Pulmonol 1996 Jan;21:176-183.

93 Urschitz MS, Guenther A, Eitner S, et al. Risk factors and natural history of habitual snoring. Chest 2004 Dec;126:790-800.

94 Redline S, Tishler PV, Schluchter M, et al. Risk factors for sleep-disordered breathing in children: associations with obesity, race, and respiratory problems. Am J Respir Crit Care Med 1999 Jun;159: 1527-1532.

95 Dayyat E, Kheirandish-Gozal L, Capdevila OS, et al. Apneia obstrutiva do sono em crianças. Relative contributions of body mass index and adenotonsillar hypertrophy (Contribuições relativas do índice de massa corporal e hipertrofia adenotonsilar). Chest 2009 Sept;136:137-144.

96 Zettergren-Wijk L, Forsberg CM, Linder-Aronson S. Alterações na morfologia dentofacial após adenoamigdalectomia em crianças pequenas com apneia obstrutiva do sono - um estudo de acompanhamento de 5 anos. Eur J Orthod 2006 Jul;28:319-326.

97 Arens R, McDonough JM, Costarino AT, Mahboubi S, Tayag-Kier CE, Maislin G, Schwab RJ, Pack AI. Magnetic resonance imaging of the upper airway structure of children with obstructive sleep apnea syndrome. Am J Respir Crit Care Med 2001 Dec;164:698-703.

98 Lofstrand-Tidestrom B, Thilander B, Ahlqvist-Rastad J, Jakobsson OP, Hultcrantz E. Obstrução respiratória em relação à morfologia da arcada craniofacial e dentária em crianças de 4 anos de idade. Eur J Orthod 1999 Mar;21: 323-332.

99 Behlfelt K, Linder-Aronson S, McWilliam J, Neander P, Laage-Hellman J. Morfologia cranio-facial em crianças com e sem amígdalas aumentadas. Eur J Orthod 1990 Jan;12:233-243.

100 Zettergren-Wijk L, Forsberg CM, Linder-Aronson S. Alterações na morfologia dentofacial após adenoamigdalectomia em crianças pequenas com apneia obstrutiva do sono: um estudo de acompanhamento de 5 anos. Eur J Orthod 2006 Sept;28:319-326.

101 Ozdemir H, Altin R, Sogut A, Cinar F, Mahmutyazicioglu K, Kart L, Uzun L, Davsanci H, Gundogdu S, Tomac N. Diferenças craniofaciais de acordo com os resultados do IAH em crianças com síndrome de apneia obstrutiva do sono: estudo cefalométrico em 39 pacientes. Pediatr Radiol 2004 May;34:393-399.

102 Li Z, Celestin J, Lockey RF. Síndrome da Apnéia do Sono Pediátrica: Uma atualização. J Allergy Clin Immunol Pract 2016 Sep-Oct;4(5):852-861.

103 Constantin E., Tewfik T.L., Brouillette R.T. Can the OSA-18 Quality-of-Life Questionnaire Detect Obstructive Sleep Apnea in Children? Pediatrics 2010;125:162-168.

104 Chervin R.D., Hedger K., Dillon J.E., Pituch K.J. Pediatric Sleep Questionnaire (PSQ): Validity and Reliability of Scales for Sleep-Disordered Breathing, Snoring, Sleepiness, and Behavioral Problems (Validade e fiabilidade das escalas para distúrbios respiratórios do sono, ronco, sonolência e problemas comportamentais). Sleep Med 2000;1:21-32.

105 Owens J.A., Spirito A., McGuinn M. The Children's Sleep Habits Questionnaire (CSHQ): Propriedades psicométricas de um instrumento de inquérito para crianças em idade escolar. Sleep 2000;23:1043-1051.

106 Kaditis AG, Alonso Alvarez ML, Boudewyns A, Alexopoulos EI, Ersu R, Joosten K, Larramona H, Miano S, Narang I, Trang H, Tsaoussoglou M, Vandenbussche N, Villa MP, Van Waardenburg D, Weber S, Verhulst S. Obstructive sleep disordered breathing in 2- to 18-year-old children: diagnosis and management. Eur Respir J 2016 Jan;47(1):69-94.

107 Hotwani K, Sharma K, Jaiswal A. Avaliação do rácio de volume língua/mandíbula em crianças com apneia obstrutiva do sono. Dental Press J Orthod 2018 Aug 1;23(4):72-78.

108 Woodside DG, Linder-Aronson S, Lundstrom A, McWilliam J. Crescimento mandibular e maxilar após alteração do modo de respiração. Am J Orthod Dentofacial Orthop 1991 julho;100(1):1-18.

109 Solow B, Kreiborg S. Alongamento dos tecidos moles: um possível fator de controlo na morfogénese craniofacial. Scand J Dent Res 1977 Sept;85(6):505-507.

110 Kumar HV, Schroeder JW, Gang Z, Sheldon SH. Pontuação de Mallampati e apneia obstrutiva do sono pediátrica. J Clin Sleep Med 2014 Sep 15;10(9):985-990.

111 Savoldi F, Xinyue G, McGrath CP, Yang Y, Chow SC, Tsoi JKH, Gu M. Fiabilidade das radiografias cefalométricas laterais na avaliação das vias aéreas superiores em crianças: Um estudo retrospetivo. Angle Orthod 2020 Jan;90(1):47-55.

112 Pirila-Parkkinen K, Lopponen H, Nieminen P.et al. Avaliação cefalométrica de crianças com distúrbios respiratórios noturnos do sono. Eur J Orthod 2010; 32: 662- 671.

113 Johal A, Conaghan C. Morfologia maxilar na apneia obstrutiva do sono: um estudo cefalométrico e de modelo. Angle Orthod 2004;74:648-656.

114 Pracharktam N, Hans MG, Strohl KP, et al. Avaliação cefalométrica vertical e supina de indivíduos com síndrome de apneia obstrutiva do sono e ronco. Angle Orthod 1994;64:63-73.

115 Kang M, Mo F, Witmans M, Santiago V, Tablizo MA. Tendências no diagnóstico da apneia obstrutiva do sono em pediatria. Children (Basel) 2022 Feb 24;9(3):306-318.

116 Teplitzky TB, Zauher AJ, Isaiah A. Alternatives to Polysomnography for the Diagnosis of Pediatric Obstructive Sleep Apnea (Alternativas à Polissonografia para o Diagnóstico da Apneia Obstrutiva do Sono Pediátrica). Diagnostics (Basel) 2023 Jun;13(11):1956-1968.

117 Carroll JL, McColley SA, Marcus CL, Curtis S, Loughlin GM. Inabilidade da história clínica para distinguir o ronco primário da síndrome da apneia obstrutiva do sono em crianças. Chest 1995;108(3):610-618.

118 Morielli A, Desjardins D, Brouillette RT. As pressões transcutânea e final do dióxido de carbono devem ser medidas durante a polissonografia pediátrica. Am Rev Respir Dis 1993;148(6 Pt 1):1599-1604.

119 Kirk V. American Academy of Sleep Medicine Position Paper for the Use of a Home Sleep Apnea Test for the Diagnosis of OSA in Children (Documento de posicionamento da Academia Americana de Medicina do Sono para o uso de um teste de apneia do sono em casa para o diagnóstico de AOS em crianças). J Clin Sleep Med 2017;13:1199-1203.

120 Rembold C.M., Suratt P.M. An Upper Airway Resonator Model of High-Frequency Inspiratory Sounds in Children with Sleep-Disordered Breathing (Um Modelo de Ressonador das Vias Aéreas Superiores de Sons Inspiratórios de Alta Frequência em Crianças com Distúrbios Respiratórios do Sono). J Appl Physiol (1985) 2005;98:1855-1861.

121 Lavezzi A.M., Casale V., Oneda R., Gioventù S., Matturri L., Farronato G. Síndrome da Apneia Obstrutiva do Sono (SAOS) em crianças com má oclusão de Classe III: Envolvimento do Gene PHOX2B. Sleep Breath 2013;17:1275-1280.

122 Khalyfa A., Capdevila O.S., Buazza M.O., Serpero L.D., Kheirandish-Gozal L., Gozal D. Genome-Wide Gene Expression Profiling in Children with Non-Obese Obstructive Sleep Apnea. Sleep Med 2009;10:75-86.

123 Shintani T., Asakura K., Kataura A. Adenotonsillar Hypertrophy and Skeletal Morphology of Children with Obstructive Sleep Apnea Syndrome. Ata Otolaryngol Suppl 1996;523:222-224.

124 Slaats M.A., Van Hoorenbeeck K., Van Eyck A., Vos W.G., De Backer J.W., Boudewyns A., De Backer W., Verhulst S.L. Upper Airway Imaging in Pediatric Obstructive Sleep Apnea Syndrome. Sleep Med Rev 2015;21:59-71.

125 Van Holsbeke C., Vos W., Van Hoorenbeeck K., Boudewyns A., Salgado R., Verdonck P.R., Ramet J., De Backer J., De Backer W., Verhulst S.L. Functional Respiratory Imaging as a Tool to Assess Upper Airway Patency in Children with Obstructive Sleep Apnea. Sleep Med 2013;14:433-439.

126 Quinlan CM, Otero H., Tapia IE Visualização das vias aéreas superiores na apneia obstrutiva do sono pediátrica. Paediatr Respir Rev 2019;32:48-54.

127 Huang Y.S., Guilleminault C., Hwang F.M., Cheng C., Lin C.H., Li H.Y., Lee L.A. Citocinas inflamatórias na apneia obstrutiva do sono pediátrica. Medicina 2016;95:2004-2527.

128 Moin Anwer HM, Albagieh HN, Kalladka M, Chiang HK, Malik S, McLaren SW, Khan J. O papel do dentista no diagnóstico e gestão da apneia obstrutiva do sono pediátrica. Saudi Dent J 2021 Nov;33(7):424-433.

129 Marcus C.L., et al. Diagnóstico e tratamento da síndrome da apneia obstrutiva do sono na infância. Pediatrics 2012;130(3):e714–e755.

130 Verma SK, Maheshwari S, Sharma NK, Prabhat KC. Role of oral health professional in pediatric obstructive sleep apnea (Papel do profissional de saúde oral na apneia obstrutiva do sono pediátrica). Natl J Maxillofac Surg 2010 Jan;1(1):35-40.

131 Muzumdar H., Arens R. Diagnostic issues in pediatric obstructive sleep apnea (Questões de diagnóstico na apneia obstrutiva do sono pediátrica). Proc. Am. Thoracic Soc 2008;5(2):263-273.

132 Marcus CL, Brooks LJ, Draper KA, et al.; Academia Americana de Pediatria. Diagnóstico e gestão da síndrome da apneia obstrutiva do sono na infância. Pediatrics 2012;130:576-584.

133 Elsherif I, Kareemullah C. Tonsil and adenoid surgery for upper airway obruction in children (Cirurgia das amígdalas e adenóides para obstrução das vias aéreas superiores em crianças). Ear Nose Throat J 1999; 78(8):617-20.

134 Gipson K, Lu M, Kinane TB. Distúrbios respiratórios do sono em crianças. Pediatr Rev 2019 Jan;40(1):3-13.

135 Bhattacharjee R, Kheirandish-Gozal L, Spruyt K, et al. Resultados da adenotonsilectomia no tratamento da apneia obstrutiva do sono em crianças: um estudo retrospetivo multicêntrico. Am J Respir Crit Care Med 2010;182: 676-683.

136 Imanguli M, Ulualp SO. Factores de risco para apneia obstrutiva do sono residual após adenotonsilectomia em crianças. Laryngoscope 2016 Nov;126(11):2624-2629.

137 Gozal D, Tan HL, Kheirandish-Gozal L. Treatment of Obstructive Sleep Apnea in Children (Tratamento da Apneia Obstrutiva do Sono em Crianças): Lidando com o desconhecido com precisão. J Clin Med 2020 Mar 24;9(3):888.

138 Demain JG, Goetz DW. Hipertrofia adenoideana pediátrica e obstrução das vias aéreas nasais: redução com beclometasona nasal aquosa. Pediatria 1995; 95: 355-364.

139 Brouillette, R.T.; Manoukian, J.J.; Ducharme, F.M.; Oudjhane, K.; Earle, L.G.; Ladan, S. Efficacy of fluticasone nasal spray for pediatric obstructive sleep apnea. J Pediatr 2001;138(2):838-844.

140 Al-Ghamdi SA, Manoukian JJ, Morielli A, Oudjhane K, Ducharme FMBrouillette RT. Os corticosteróides sistémicos tratam eficazmente a apneia obstrutiva do sono secundária à hipertrofia adenotonsilar? Laryngoscope 1997;107:1382-1387.

141 Montelukast para a apneia do sono: A Review of the Clinical Effectiveness, Cost Effectiveness, and Guidelines (Revisão da Eficácia Clínica, Custo-Eficácia e Directrizes). Ottawa (ON): Agência Canadiana de Medicamentos e Tecnologias na Saúde; 2014 Jan 17

142 Kheirandish-Gozal L, Kim J, Goldbart AD, Gozal D. Novas abordagens farmacológicas para o tratamento da apneia obstrutiva do sono em crianças. Expert Opin Investig Drugs 2013 Jan;22(1):71-85.

143 Andersen IG, Holm JC, Homøe P. Obstructive sleep apnea in children and adolescents with and without obesity (Apneia obstrutiva do sono em crianças e adolescentes com e sem obesidade). Eur Arch Otorhinolaryngol 2019 Mar;276(3):871-878.

144 Andersen IG, Holm JC, Homøe P. Impacto da gestão da perda de peso em crianças e adolescentes com obesidade e apneia obstrutiva do sono. Int J Pediatr Otorhinolaryngol 2019 Aug;123:57-62.

145 Marcus C.L., Brooks L.J., Draper K.A., Gozal D., Halbower A.C., Jones J., Schechter M.S., Sheldon S.H., Spruyt K., Ward S.D., et al. Diagnosis and Management of Childhood Obstructive Sleep Apnea Syndrome (Diagnóstico e Gestão da Síndrome da Apneia Obstrutiva do Sono na Infância). Pediatrics 2012;130:576-584.

146 Hady KK, Okorie CUA. Terapia de Pressão Positiva nas Vias Aéreas para Apneia Obstrutiva do Sono Pediátrica. Children (Basel) 2021 Oct 29;8(11):979.

147 Marcus, C.L.; Radcliffe, J.; Konstantinopoulou, S.; Beck, S.E.; Cornaglia, M.A.; Traylor, J.; DiFeo, N.; Karamessinis, L.R.; Gallagher, P.R.; Meltzer, L.J. Effects of positive airway pressure therapy on neurobehavioral outcomes in children with obstructive sleep apnea. Am J Respir Crit Care Med 2012;185:998-1003.

148 Baratieri, C.; Alves, M., Jr.; de Souza, M.G.; de Souza Araújo, M.T.; Cople Maia, L. A expansão rápida da maxila tem efeitos a longo prazo nas dimensões das vias aéreas e na respiração? Am J Orthod Dentofacial Ortho 2011;140:146-156.

149 Pirelli P, Saponara M, Guilleminault C. Expansão rápida da maxila em crianças com síndrome da apneia obstrutiva do sono. Sleep 2004 Jun 15;27(4):761-766.

150 "Ilizarov GA. Os princípios do método de Ilizarov". Bull Hosp JtDis Orthop Inst 1988;48:1-11.

151 Hoxha S, Kaya-Sezginer E, Bakar-Ates F, Köktürk O, Toygar-Memikoğlu U. Efeito da expansão maxilar semi-rápida em crianças com síndrome da apneia obstrutiva do sono: estudo de acompanhamento de 5 meses. Respiração do sono 2018 Dez; 22 (4): 1053-1061.

152 Taddei M, Alkhamis N, Tagariello T, D'Alessandro G, Mariucci EM, Piana G. Efeitos da expansão rápida da maxila e do avanço mandibular nas vias aéreas superiores em crianças com síndrome de Marfan: um estudo do sono em casa e avaliação cefalométrica. Sleep Breath 2015 Dec;19(4):1213-1220.

153 Machado-Júnior AJ, Zancanella E, Crespo AN. Expansão rápida da maxila e apneia obstrutiva do sono: Uma revisão e meta-análise. Med Oral Patol Oral Cir Bucal 2016 Jul 1;21(4):465-469.

154 Ashok N, Varma NK, Ajith VV, Gopinath S. Efeito da expansão rápida da maxila nas características do sono em crianças. Contemp Clin Dent 2014 Oct;5(4):489-494.

155 Villa MP, Malagola C, Pagani J, Montesano M, Rizzoli A, Guilleminault C, Ronchetti R. Expansão rápida da maxila em crianças com síndrome da apneia obstrutiva do sono: acompanhamento de 12 meses. Sleep Med 2007 May;8:128-134.

156 Bitners AC, Arens R. Avaliação e Gestão de Crianças com Síndrome da Apneia Obstrutiva do Sono. Pulmão 2020 Abr;198(2):257-270

157 Yendur O, Feld L, Miranda-Schaeubinger M, Xanthopoulos MS, Beck SE, Cielo CM, Escobar EJ, Tapia IE. Utilidade clínica de titulações repetidas de pressão positiva nas vias aéreas em crianças com síndrome da apneia obstrutiva do sono. J Clin Sleep Med. 2022 Apr 1;18(4):1021-1026.

158 Driessen C., Joosten K.F., Bannink N., Bredero-Boelhouwer H.H., Hoeve H.L.J., Wolvius E.B., Rizopoulos D., Mathijssen I.M.J. Como evolui a apneia obstrutiva do sono na

craniossinostose sindrómica? Um estudo de coorte prospetivo. Arch. Dis. Child. 2013;98:538-543.

159 Cifter M, Ekmen O, Gumru Celikel AD, Tagrikulu B, Erbay E. A máscara facial aumenta o impacto da expansão rápida da maxila nas dimensões sagitais das vias respiratórias? Eur Oral Res 2023 Jan 9;57(1):28-35.

160 Tsolakis I.A., Palomo J.M., Matthaios S., Tsolakis A.I. Dental and Skeletal Side Effects of Oral Appliances Used for the Treatment of Obstructive Sleep Apnea and Snoring in Adult Patients-A Systematic Review and Meta-Analysis (Efeitos secundários dentários e esqueléticos dos aparelhos orais utilizados para o tratamento da apneia obstrutiva do sono e do ressonar em doentes adultos - uma revisão sistemática e meta-análise). J Pers Med 2022;12:483-495.

161 Lee WH, Wee JH, Lee CH, Kim MS, Rhee CS, Yun PY, et al. Comparação entre dispositivos de avanço mandibular monobloco e bi-bloco para apneia obstrutiva do sono. Eur Arch Otorhinolaryngol 2013;270(11):2909-2913.

162 Villa M.P., Bernkopf E., Pagani J., Broia V., Montesano M., Ronchetti R. Estudo controlado e aleatório de um aparelho oral de posicionamento dos maxilares para o tratamento da apneia obstrutiva do sono em crianças com má oclusão. Am J Respir Crit Care Med 2002;165:123-127.

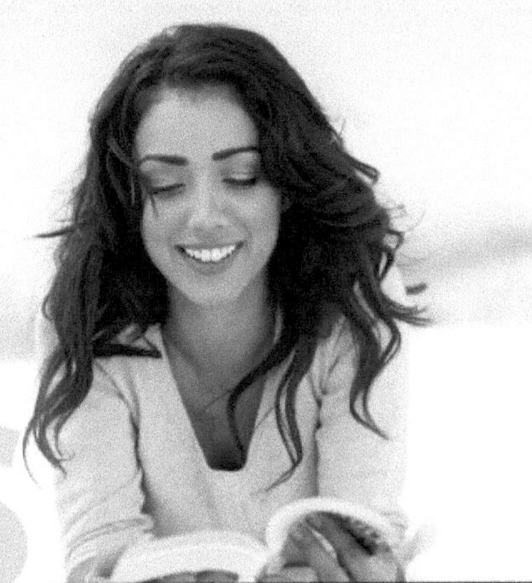

yes I want morebooks!

Buy your books fast and straightforward online - at one of world's fastest growing online book stores! Environmentally sound due to Print-on-Demand technologies.

Buy your books online at
www.morebooks.shop

Compre os seus livros mais rápido e diretamente na internet, em uma das livrarias on-line com o maior crescimento no mundo! Produção que protege o meio ambiente através das tecnologias de impressão sob demanda.

Compre os seus livros on-line em
www.morebooks.shop

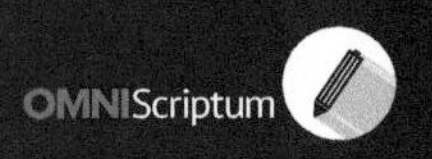